JENNER,

ou

LE TRIOMPHE

DE LA VACCINE.

DE L'IMPRIMERIE DE FROULLÉ.

JENNER,

OU

LE TRIOMPHE

DE LA VACCINE,

EN

QUATRE LIVRES.

Par C. PALMÉZEAUX.

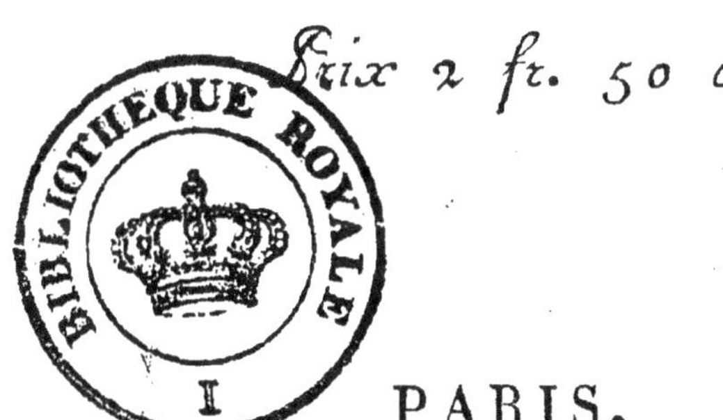

Prix 2 fr. 50 c.

PARIS,

GABON, Libraire, rue de l'Ecole de Médecine,
FERRA, aîné, Libraire, rue des Grands-Augustins, n°. 11.
FROULLÉ, Impr.-Libraire, rue Montmartre, n°. 133.

1811.

ÉPITRE
NON DÉDICATOIRE

A Monsieur AUD** ROU***,
DOCTEUR EN MÉDECINE.

Mon cher Docteur,

Vous m'avez toujours parlé de la Vaccine avec tant d'éloges, vous m'avez toujours peint l'efficacité de ce remède avec tant d'éloquence, qu'enflammé par vos discours, je m'avisai, il y a environ trois ans, de faire un poëme sur cette belle découverte. Je vous le soumis, et avec raison, comme à mon maître en médecine. Vous eûtes la bonté, surtout la patience de le lire jusqu'au bout, et de me dire ensuite avec la franchise et l'aménité qui sont la base de votre caractère :

Il y a quelques beaux vers dans votre poëme, mon cher Palmézeaux, il y a des sentimens heureux et des tirades intéressantes; mais les vaches ont à leurs mamelles de petits boutons bleuâtres dont il faut extraire le pus, et qu'il faut insérer dans le bras d'un enfant de tout âge, d'un enfant qui sort du berçeau, et même d'un enfant adulte ; (et comment rendre en vers, tous ces détails techniques et pour ainsi dire chirurgicaux ?) La poésie française est trop bornée dans ses expressions pour embrasser le domaine des sciences. Est-il un bon poëme sur l'Astronomie, excepté celui des éclipses du père Boscowitz, qui est en vers latins et sur la médecine, excepté l'Hygiène du célèbre Geoffroi, qui est en vers latins aussi? Avons-nous en vers français un seul poëme supportable sur les sciences exactes et sur les sciences contemplatives ? La poésie française est fort bonne au théâtre, dans les pièces qu'on appelle fugitives, dans les ouvrages descriptifs et didactiques, mais hors de tous ces genres et de quelques autres tels que la chanson, le madrigal et l'épigramme, à quoi la poésie française est-elle bonne ? croyez-moi donc, mon cher ami, mettez en prose votre long poëme sur la Vaccine, et vous ferez peut-être un ouvrage supportable.

Je suivis vos sages conseils, mon cher docteur, et le très-faible ouvrage que je vous présente en est le résultat. J'ai relu les excellentes recherches de M. Husson sur la Vaccine, qui m'ont fourni le sujet d'un charmant épizode; j'ai relu le poëme sur la Vaccine de M. Gautier Desiles, qui m'a paru beaucoup meilleur que le mien, le poëme un peu satyrique de M. de Malinas, l'ouvrage du docteur Vaume, celui d'Alphonse Leroy, etc. J'ai lu enfin tout ce qu'on a écrit pour et contre la Vaccine, et j'ai été convaincu que la Vaccine était bonne, qu'elle était utile, qu'elle était même nécessaire.

Si j'avais laissé en vers mon poëme sur la Vaccine, il fourmillerait de fautes contre ce qu'on appelle le goût, peut-être contre la langue, et comme je n'ai pas l'honneur d'être

viij

médecin, c'est bien assez qu'il y en ait contre cette admirable science que vous cultivez avec tant d'humanité et de sagesse. Je vous devrai donc la moitié de ma gloire, si mon ouvrage est bon, et s'il est mauvais ce ne sera pas votre faute ; je vous ai cédé sur tout ce qui concernait la partie poétique, et je vous ai résisté sur tout ce qui intéresse la partie médicale; j'ai fait tout le contraire de ce que j'aurais dû, que dis-je ? j'aurais dû, pour nous mettre d'accord l'un et l'autre, jeter mon poëme au feu avant de vous le lire; au surplus, qu'il réussisse ou non, je me consolerai de ma chûte et même de mon succès, en lisant votre excellent Cours d'Hygiène, et c'est-là que j'apprendrai à me bien porter ainsi qu'à bien écrire.

C. PALMÉZEAUX.

L'ART
DE CONSERVER
LA BEAUTÉ.

INTRODUCTION.

En créant les femmes, en les destinant à devenir épouses et mères, la nature, attentive au bonheur de l'homme, a voulu les douer particulièrement de ces formes heureuses, de cet extérieur séduisant que l'on nomme beauté. Observons encore que les enfans, quel que soit leur sexe, présentent, en général, l'idée d'une figure aimable, dont le développement graduel serait constamment un des bienfaits de cette nature toujours si riche dans ses conceptions, si divers maux ne venaient détruire ce charme primitif qui fait l'espoir et souvent l'orgueil de toutes les mères.

Parmi ces maux déformateurs, il en est un né dans notre continent, et qui cependant fut inconnu des Romains ainsi que des Grecs.

La *variole* est le nom de ce fléau que la saine raison s'efforce de combattre. Cette lutte sera victorieuse : encore quelques efforts, et ce cruel ennemi de la beauté et de la vie fuira de nos climats, sera pour toujours relégué dans ces contrées lointaines, où l'erreur règne en tyran, où le flambeau de la vérité est obscurci, est étouffé par d'épaisses ténèbres.

O vérité ! c'est toi que j'implore. Daigne m'inspirer, permets que j'emprunte parfois quelques-unes de ces fictions aimables, qui ornent, sans cependant les voiler, tes irrésistibles attraits. La raison, ton inséparable compagne, n'a jamais repoussé ce secours : elle sait que le flambeau qui vous précède toutes deux répand une lumière trop vive pour être offert sans adoucissement, aux yeux si longtems fascinés des crédules humains.

Pandore fut l'ouvrage du fils de Jupiter, de ce Vulcain, époux infortuné, dédaigné de Vénus, dont il ne cesse d'adorer les charmes puissans.

Cette production du dieu des Cyclopes ne pouvait être qu'un chef-d'œuvre, et cependant elle reçut des autres divinités un degré de perfection qui l'éleva au rang de chef-d'œuvre des chef-d'œuvres.

A peine le fils de Jupiter a-t-il exposé aux regards de tous les dieux assemblés dans l'Olympe, cet ouvrage enchanteur, que chaque divinité se sent portée à l'embellir encore. Les déesses contemplent Pandore avec ravisse-

ment, parce que chacune d'elles croit retrouver dans quelques-uns de ses traits ceux qui
la distinguent : chacune aussi cherche à la
douer de ses propres attributs. Junon , Vénus,
Diane et Minerve sont les plus empressées : Pandore reçoit d'elles la majesté, les graces, la pudeur qui les embellit, et la sagesse qui les couronne. Des divinités secondaires auraient également voulu se signaler, mais les quatre déesses
ne leur ont laissé que le pouvoir d'admirer.

Cet empressement général, la nature des
dons répandus sur Pandore avec tant de profusion, appellent le sourire du maître des dieux.
Déjà il a destiné cette production de l'art de
son fils à devenir la bienfaitrice des mortels,
ou leur perpétuel fléau; il veut qu'à Pandore
soit confiée la boîte fatale où est déposé le
germe de tous les maux qui peuvent affliger
l'humanité; il la lui remet : Présent funeste!

De tous les fléaux que l'ouverture de cette
boîte fatale répandit sur la terre, il n'en existe
aucun que l'on doive comparer à cette atteinte
pestilentielle que l'on nomme *variole* ou *petite*
vérole, parce que cette maladie cruelle exerce
ses ravages sans égards pour l'âge, le sexe,
les talens ou les vertus. Semblable à la mort
même, et quelquefois plus redoutable encore,
elle ravage tout ce qui s'offre sur son passage.

Sa présence porte l'effroi dans les cœurs; son aspect est hideux ; l'infortuné atteint de son souffle ressent aussitôt, à quelqu'âge qu'il soit parvenu, des douleurs aigues dans toutes les parties de son corps. Le sommeil bienfaisant ne vient plus calmer ses maux ; son sang échauffé se coagule peu à peu, la fièvre se déclare, et en lui tout menace d'une dissolution prochaine.

A cet état déjà trop alarmant succèdent (et l'on est forcé de s'en réjouir comme d'un effort heureux de la nature) des pustules enflammées qui se répandent sur toutes les parties du corps ; elles sont accompagnées de démangeaisons si vives, si continuelles, que l'enfant essaye de s'en délivrer en portant ses doigts *endoloris* par-tout où ils peuvent atteindre. Le malheureux ! il ne réfléchit pas que ce secours insuffisant et passager va redoubler son supplice.

L'enfant particulièrement, et pour l'ordinaire c'est dans l'enfance que ce mal cruel vient assiéger la vie, l'enfant dénué de prévoyance se livre tout entier à la fureur qui le saisit ; il déchire avec ténacité le tissu cellulaire, et ne retire ses ongles ensanglantés, des excavations qu'ils ont faites, que pour les porter de nouveau sur les parties les plus délicates

de sa figure. C'est le vautour de Prométhée ;
c'est plus encore pour ce déplorable enfant ,
puisque lui-même devient son propre vautour.

A ce tourment s'en est joint un autre, né du
désir de le sauver. L'art d'Hyppocrate a dé-
ployé ses ressources. Le malade reçoit ce qu'on
est convenu de nommer *secours*. Les bains ,
la saignée, des breuvages dégoûtans lui sont
administrés malgré sa répugnance ; et l'effet
de cette répugnance est d'accroître la furie
d'un mal déjà si périlleux, et dont le cours n'a
pu être détourné. Ce mal s'est attaché à l'or-
gane de la vue ; il a dévoré cette partie de
nous-même si délicate, si nécessaire, et dont
la privation semble un châtiment infligé par
les dieux, ou une épreuve envoyée par eux
pour un but qu'il ne nous est pas permis de
connaître.

Mères sensibles, accourez près de cet enfant
dans les jours d'une convalescence pénible et
peut-être incertaine, voyez-le sortir pour la
première fois de cette couche de douleurs qu'il
a si longtems baignée de ses larmes, et sur laquelle il laisse imprimées les marques de ses
souffrances ; voyez-le sans forces, méconnais-
sable, penché sur le sein de celle qui lui a
donné la vie, ou soutenu par elle, chercher
vainement à la distinguer ou à l'entendre, et

ne pouvant y parvenir, fendre l'air de ses cris douloureux.... Contemplez-là cette femme sensible qui dévore ses pleurs, qui étouffe ses cris, ses sanglots, et presse contre son cœur cette petite créature, cette partie d'elle-même naguères si intéressante et maintenant défigurée...., et décidez si la mort ne serait pas préférable à une existence aussi déplorable ?

Je sais que la perte de la vie, celle de la vue, de la faculté d'entendre, et enfin celle de quelque membre, ne sont pas toujours le résultat de cette affreuse maladie ; mais la difformité des traits, ce masque repoussant de la laideur, qui condamne ceux qu'elle vient d'atteindre à se voir, quels que soient leurs talens, l'excellence de leur cœur, la solidité et l'étendue de leur esprit, le rebut de la société, ne fait-elle pas le tourment secret de leur vie, la désolation continuelle d'un sexe formé particulièrement pour plaire par ses agrémens extérieurs ?

Oh ! que ne puis-je rassembler dans cette esquisse tous les objets qui s'offrent à ma pensée, qui sont le sujet de mes souvenirs les plus amers ! Mais ce souhait devient injuste, ce serait dépasser les bornes que j'ai dû me prescrire en commençant à tracer ces lignes ; je n'ai voulu que donner des exemples généraux, et indiquer le seul préservatif que la sage nature a placé près de nous, pour nous mettre à portée d'extirper un fléau dévastateur.

Dès que la boîte fatale remise à Pandore eut été ouverte par les insinuations du perfide Epiméthée, la contagion que je déplore fut répandue sur la terre, et des séries de siècles se sont accumulées sans qu'Hyppocrate, Esculape, ni aucuns de leurs disciples aient pu parvenir à rendre ce fléau moins redoutable.

Enfin la clémence du maître des dieux fit naître la déesse Hygie ; elle eut pitié de l'aveuglement des mortels, et choisit pour répandre ses bienfaits, et pour les propager, une femme distinguée par son illustre naissance, et plus célèbre encore par sa beauté, son esprit, l'étendue de ses connaissances, son courage et sa tendresse maternelle. A cette description qui pourrait méconnaître Miladi Wortheley-Montagu ?

Cette illustre insulaire, cette mère aussi courageuse que tendre, repoussant la faiblesse si ordinaire à son sexe, voulut garantir le fruit de son heureux hymen des résultats du fléau qui, sous ses yeux, venait de ravir à des parens désolés l'espoir d'une postérité nombreuse ; elle fit inoculer son fils, et la Divinité Suprême, satisfaite de cet effort de raison, l'en récompensa par un plein succès.

Ambassadrice à Constantinople, la courageuse Ladi y porta sa découverte ; ce fut pour cette contrée un bienfait autant signalé qu'inattendu. Ce fut l'aurore d'un beau jour.

Bientôt informé de cette découverte, et regrettant encore quelques-unes de ses *odaliques* emportées ou défigurées par ce fléau cruel, le Sultan accueillit avec transport le remède salutaire qu'on lui présentait ; de nombreux essais furent ordonnés, et presque tous furent heureux.

Cependant on ne pouvait se dissimuler que l'inoculation, toute salutaire qu'elle puisse être, n'est pas à l'abri de plusieurs objections, et même de certains reproches. Un médecin profond dans son art a dit : *Il faudrait n'inoculer personne, ou inoculer tout le monde.*

Ce dilème est juste. Les effets de l'inoculation sont heureux très-souvent, mais non pas toujours. Par l'inoculation, le virus variolique peut se communiquer naturellement à un sujet qui ne sera pas préparé pour le recevoir sans danger, et ce virus se communiquant de proche en proche, peut terrasser des soldats à qui l'on n'a fourni aucun casque ni bouclier pour se défendre.

Développons cette idée :

D'où procède le grand avantage de l'inoculation ?

(9)

Des précautions que l'on emploie avant de l'administrer. Un régime exact, des bains, des boissons apéritives sont prescrits à l'adulte : ainsi préparé, et tel qu'un guerrier devenu invulnérable, il attend sans pâlir le signal du combat. Mais ce virus qui fermente sans danger dans son sang ne peut-il attaquer ceux qui l'approchent, et que les soins qu'ils lui rendent exposent aux miasmes putrides qui s'échappent de lui sans cesse ?

Il n'en est pas ainsi de la vaccine ou *cowpox*, parce qu'elle n'est nullement communicative. Sous ce point de vue (et ce n'est pas le seul), la vaccine est donc préférable à l'inoculation ?

Le vaccin, ou *cowpox*, tiré du pis d'une génisse, ne peut communiquer de mal à personne. Ce que dans les génisses on nomme maladie n'en est point une à l'égard des sujets humains. Quelques rêveurs, très-fiers d'appartenir à l'espèce humaine, sous plusieurs rapports, ont prétendu que notre espèce étant le chef-d'œuvre de la création, nous ne devions pas nous amalgamer avec les animaux. Que d'orgueil dans ce dilème ! et quelle application ils en font ! Ayant l'honneur d'appartenir à cette classe si fière, je ne m'aviserai point de contester sur la prérogative accordée à la race d'Adam par le créateur de mille mondes; et d'ailleurs, ce n'est pas dans un opuscule tel que celui-ci que doit être débattue une question de ce genre. Ce dont je suis parfaitement convaincu, c'est que nous vivons parmi les animaux, dans les animaux et par les animaux.

Homme orgueilleux qui, sans cesse et sans mesure, colportez d'une extrémité à l'autre de cette ville immense, vos idées mesquines et rétrécies, pourriez-vous jouir de ce bonheur suprême si vous étiez privés de chaussure et de vêtemens? Qui est-ce qui fournit la matière première de ces besoins indispensables à qui vous devez incontestablement la conservation de votre frêle et chétif individu?

Dans vos jours de santé, d'où proviennent vos alimens les plus substantiels? Dans les tems maladifs, produit fréquent de votre intempérance, quels sont les moyens employés pour rendre à votre estomac débilité sa force première, à vos poumons altérés celle même de propager de nouveau le système d'ingratitude que, dans votre démence, vous avez si complaisamment édifié? Oseriez-vous nier que ce ne soit la substance solide et liquide de la déesse *Io*, ou celle de la chèvre Amalthée?

Dans l'état de première enfance, qui donc a remplacé pour vous le bienfait de la nature que votre mère, trop faible ou absente, n'a pu vous fournir?

Dans la période dernière de la vie, qu'on pourrait appeler l'état d'une seconde enfance, dites-moi quels autres sucs que celui nourricier de cette *Io* tant dédaignée, pourraient prolonger vos jours, et les étendre très-souvent au-delà de votre attente?

En daignant se revêtir d'une forme mortelle pour le salut de l'univers, le Sauveur n'a-t-il pas éprouvé le bienfait du souffle de ces paisibles animaux.... Mais jettons un voile respectueux sur ces tems reculés, et venons aux jours, aux jours mêmes où je trace ces lignes.

Trois maladies cruelles et déclarées jusqu'ici incurables, affligent les adultes. La pulmonie et ses longues souffrances, la goutte et ses âpres douleurs, l'épilepsie, mal plus terrible encore que la variole, parce qu'il n'a d'autres bornes que celles de la vie.

Eh bien, contre ces maux si justement redoutés, le remède le plus curatif est le lait de ces animaux avilis par vous, et le séjour temporaire de leurs étables. Des cures aussi nombreuses que vainement contestées, ont été opérées par ce moyen aussi simple que balsamique. Le pulmonique en est sorti paré des roses de la santé. Le goutteux a senti, a savouré le bienfait de ce nouveau nectar; et pour tout dire enfin , plusieurs épileptiques ont vu s'amoindrir par degré, s'éloigner et ensuite disparaître ces horribles accès qui les rendaient l'objet de l'effroi général, et les forçaient à vivre isolés parmi leurs concitoyens. Par ce bienfait ils ont été rendus à la société (1). O déesse Hygie! que d'encens te doivent les mortels!

L'antiquité, peut-être moins éclairée que nous ne le sommes, mais plus juste et plus reconnaissante; l'antiquité, dis-je, a déifié la vache sous le nom d'Io , et la chèvre sous celui d'Amalthée; et nous , nous, fiers de quelques connaissances acquises par hasard , nous dédaignons jusqu'au nom de ces animaux paisibles qui nous vêtissent, nous alimentent , et sans le sacrifice desquels cette existence qui nous rend si vains, s'échapperait.... O délire....

Mais où m'emporte le sentiment profond de la gratitude? Jenner, immortel Jenner, ce sont tes bienfaits que je veux célébrer. Presque tous les héros ont eu leurs bardes; et quels seraient les héros que l'on voudrait placer au-dessus du conservateur de la santé , du préservateur de la beauté? Il en est un cependant.... O Jenner! pourquoi ne naquis-tu pas dans l'une des contrées qui obéissent maintenant à ses lois?

LE TRIOMPHE
DE LA VACCINE,

LIVRE PREMIER.

A l'ouest de l'Angleterre, au village de Berkley, dans le comté de Glocester, vivait, vers la fin du siècle dernier, un homme simple, savant et modeste. Jenner, tel fut le nom de ce philosophe, nom devenu immortel, parce que le souvenir s'en perpétuera en raison du bienfait que lui doit la génération actuelle, et que lui devront les générations futures. L'étude favorite de Jenner avait eu pour objet l'art de la médecine, et son but l'espoir de soulager l'humanité souffrante.

L'aurore était souvent moins diligente que lui. Il épiait son réveil ; et guidé seulement par elle, il parcourait les coteaux, gravissait les montagnes, pour y découvrir les plantes utiles qui ne croissent qu'à leur sommet. Chargé de ces végétaux précieux, il oubliait sa fatigue, et se hâtait de redescendre dans les vallées pour porter des secours à l'agriculteur, au pâtre, gardien des troupeaux, ou bien aux troupeaux mêmes lorsqu'ils étaient atteints par la maladie.

(14)

Un jour qu'excédé de la chaleur et d'une course prolongée il s'était arrêté sur le bord d'un ruisseau limpide ombragé d'arbres protecteurs, le sommeil l'y surprit:

En ce moment la déesse Hygie planant dans les airs, l'aperçoit: elle suspend son vol, le considère avec intérêt, et conçoit l'idée de lui décerner l'unique récompense qui puisse flatter un cœur tel que le sien, le pouvoir de devenir encore plus utile à ses concitoyens qu'il n'avait pu l'être jusqu'alors.

Quoique de toutes les habitantes de l'Olympe la déesse Hygie soit la plus simple en sa forme, elle voulut cependant dissimuler sa divinité en prenant les traits d'une mortelle. Quelle ressemblance emprunterai-je, se demanda-t-elle? Ah! mon choix est fixé. Celle de la vertueuse Ladi-Montagu; cette femme est digne de me représenter sur la terre.

Elle dit, et s'approche de l'homme de bien:

« Homme estimable! poursuit-elle à demi-voix, ce repos dont tu jouis si paisiblement t'est bien dû. Malheur à qui serait tenté de l'interrompre! Cependant j'espère que mes inspirations se graveront à jamais dans ton esprit et dans ton cœur.

» Le ciel déposa dans ton sein l'amour de l'humanité, et tu sais l'exercer pour le soulagement et le bonheur de ceux qui t'entourent ; mais ce n'est point assez pour répondre à mes vues. Le cercle que tu parcours est étroit, il faut l'étendre. La sphère de tes connaissances va s'agrandir en même proportion que celle des devoirs que je t'impose. La vraie philosophie ne se laisse pas concentrer par la contemplation ; elle est active, et doit s'occuper sans relâche du bonheur général.

» Je suis Ladi Wartheley-Montagu. Timoues, médecin aussi célèbre par sa bienfaisance que par l'étendue et la profondeur de son savoir, Timones m'enseigna l'art de l'inoculation ; et par ce moyen heureux, je suis parvenu à soustraire nombre de personnes de tout âge et de tout sexe, à la faulx de l'inexorable mort. Mais cette inoculation à laquelle j'ai, sans hésiter, soumis mon fils bien-aimé, mon unique espoir ; cette inoculation, quoique suivie en général de résultats heureux, a laissé des doutes, des craintes qu'ont parfois justifiés de tristes exemples. De plus, cette découverte a trouvé des obstacles dans l'ancienne routine, toute puissante sur l'esprit de la multitude. L'opinion, nommée si mal-à-propos la reine du monde, lorsque tout sert à prouver qu'elle n'en est que le tyran, l'opinion que guident toujours la faiblesse et l'opiniâtreté, a écarté du cœur des parens les plus tendres le désir qu'ils avaient d'adopter cette méthode secourable. Il faut donc y en substituer une nouvelle, exempte des dangers que l'on exagère.

» Jenner, tu résides dans un climat tempéré, dans un canton favorisé des dieux par ses gras pâturages. Tes courses matinales ont pour objet de secourir tes compatriotes, et c'est avec une satisfaction bien pure que chaque jour tu en reçois le salut affectueux que l'on adresse avec tant de plaisir à l'homme de bien, et les bénédictions que le cœur reconnaissant amène sur les lèvres de ceux que l'on a été assez heureux d'obliger. Je sais que chacun à l'envi répète ton nom, qu'on apprend aux enfans à le prononcer, et que les bois, les collines, les prairies résonnent de tes louanges.

» Mais, Jenner, cela n'est point assez pour ton cœur ni pour ta gloire. De nouvelles études, d'autres travaux te sont imposés.

» Dans ces pacages les génisses sont presque toutes sujettes à une éruption passagère. C'est sur cet objet que se doit maintenant diriger ton attention. Suis les jeunes villageoises lorsqu'elles s'apprêtent à soulager nos modernes *Io* du superflu de leur lait, et tu seras instruit, tu connaîtras le signe du *cowpox*. Cette exubérance, presque semblable à celle de la variole humaine, n'altère point la qualité de la précieuse liqueur qui gonfle leurs mammelles ; ce mal, si on peut l'appeler ainsi , consiste en quelques boutons de grosseur médiocre , non vénéneux, et que l'on gagne par le contact , c'est par cette inoculation naturelle que les jeunes gens voués à l'occupation journalière de traire les génisses sont tous préservés de cette maladie affreuse à laquelle on a donné le nom de *petite vérole* , et que maintenant on appelle variole.

» Jenner , l'assoupissement où tes sens sont plongés , et que ton esprit est loin de partager , me décide à ne plus dissimuler une vérité qui stimulera ton zèle. Non , ce n'est plus Ladi-Montagu qui te parle , c'est la déesse Hygie..... Oui , c'est moi , moi-même qui, croyant devoir me revêtir pour quelques momens d'une forme mortelle , ai choisi celle de ton illustre comptriaote , de cette femme qui, par son courage et sa persévérance , a mérité de devenir mon égale.

» Apprends dès ce moment, ô Jenner , que je t'institue pontife suprême de mon culte. Accours à mon temple, non pour faire couler au pied de mes autels le sang des animaux paisibles , ainsi que l'ont fait pendant tant de siècles les Grecs et les Romains, mais pour m'y présenter, au nom de l'humanité reconnaissante, l'encens qu'elle va me devoir, en retour du préservatif que je t'indique, pour l'extirpation totale de l'affreuse variole. »

En s'exprimant ainsi, la déesse inclinant vers Jenner l'extrémité du sceptre qu'elle tient pour marquer sa puissance, l'en touche légèrement et disparaît.

L'effet en est prompt. Jenner se réveille, se lève, se précipite vers l'ombre qui le fuit, et qui se perd dans le vague de l'air embaumé de l'odeur du plus suave parfum.

Jenner se prosterne. Il a tout entendu, tout retenu :

« Tes ordres seront remplis, ô Divinité favorable ! s'écrie-t-il, dans l'effusion de sa joie : ils seront exécutés avec toute la ponctualité d'un mortel inspiré par toi. »

Dès ce moment le bon Jenner parcourt avec soin tous les pacages du comté de Glocester. Il entre dans chaque métairie, visite la plus humble cabane, interroge leurs paisibles habitans, et peut se convaincre qu'aucuns de ceux qui s'occupent, où se sont occupés dès leur enfance du soin utile de traire les génisses, n'ont point été atteints de l'affreuse variole.

Cette conviction ne suffit point à l'observateur. Hygie ne lui a pas révélé tout le secret ;

il sent l'inconveuance d'appeler les habitans
des villes dans ces lieux champêtres , de les
faire consentir à remplir quelque tems des
fonctions dont leur manière de vivre les
éloigne, il faut donc qu'au lieu de les appeler près du préservatif, il cherche le moyen
de le porter dans leurs foyers. Ce ne peut être
qu'après avoir tenté de nombreux essais; il s'y
dévoue.

Hygie qui a lu dans son cœur, et qui se
plaît à diriger sa marche d'une manière invisible, guide ses pas vers un bourg distant du
lieu de sa demeure habituelle , et qui maintenant se trouve infecté du mal contagieux
qu'elle veut neutraliser , puisque l'indiscrétion
de Pandore lui a ôté le pouvoir d'en écraser
le germe.

A l'entrée de ce bourg, Jenner est reconnu
par deux pâtres du canton de Berkley. Ils le
saluent avec respect , et croient devoir le pré-
venir de l'air contagieux que l'on y respire.
Jenner les écoute, les interroge; non-seulement il se rappelle les ordres d'Hygie, mais
encore que ces jeunes pâtres ont autrefois eu
recours à lui pour être plus promptement dé-
livrés de l'éruption née de leur contact avec le
pis des génisses. Ce souvenir est pour lui un
trait de lumière. Il remercie Hygie de cette

rencontre opportune ; et prenant avec lui ces deux villageois, il se fait introduire dans l'une des maisons où le fléau semble avoir établi son principal foyer.

Pour y être admis, un prétexte est par lui inventé. Mais qu'est-il besoin de prétexte lorsque ses jeunes compagnons proclament sa science avec autant d'énergie que de clarté ? Il est reçu, accueilli, fêté comme jadis les fils d'Esculape le furent par les Grecs lorsqu'ils eurent guéri Philoctète des maux que lui causaient les blessures occasionnées par les flèches d'Hercule. En effet, Jenner prend soin des malades, les soulage dans leurs souffrances, leur administre des boissons salutaires, ordonne des fumigations, et parvient à sauver du trépas presque tous ceux qui suivent ses ordonnances. Il s'est fait aider dans ce pieux et dangereux exercice par les deux pâtres qui, sur sa promesse de les reconduire dans leurs foyers sains et saufs, avaient consenti à le seconder. Cette promesse, il en avait fondé le succès sur la protection d'Hygie, et sur l'effet du *cowpox* dont ils avaient été atteints dans leur enfance.

Quoique le succès des soins de Jenner ait passé son attente, plusieurs infortunés ne sont pas tout entiers échappés à la destruction. L'effort du venin n'a pu être en eux victorieuse-

ment combattu ; et tandis que la tombe s'est ouverte pour recevoir quelques victimes, qu'elle
est arrosée des larmes de l'amour maternel,
ou de l'amitié gémissante, d'autres plus malheureux encore sortent de cette couche de douleur, défigurés, aveugles ou difformes, réduits
enfin à envier le sort de ceux qui ne sont plus.

Cependant la virulence du fléau s'est appai-
sée. Un air vif et pur circule en liberté, emporte au loin ces miasmes pestilentiels, les
disperse, les divise et les détruit. Le bon Jenner
peut reconduire ses compagnons dans les cam-
pagnes heureuses où ne pénètre que rarement
le fléau qui n'a pu les atteindre.

Certain du succès de l'épreuve première,
Jenner brûle d'en faire de nouvelles. Il enlève
la matière épaissie que lui offre le pis des descendantes d'*Io*, et parvient à inoculer de cette
manière plusieurs enfans qu'il laisse ensuite se
mêler aux jeux de leurs camarades non vaccinés. C'est par-là qu'il veut s'assurer que la
vaccine n'est point communicative, ainsi que
l'est bien certainement le virus variolique.

La vaccine a un plein effet, l'érosion s'opère,
la dessication a lieu, la plaie se cicatrise, et
les non vaccinés sont restés dans leur état primitif.

Bien convaincu alors qu'il tient en ses mains

le salut de ses compatriotes, toutes ses pensées, tous ses efforts, se portent vers les moyens d'obtenir d'eux un degré de confiance qui le mette à portée de les affranchir du fléau funeste qui pèse sur leur vie.

Sans cesse il s'applique à démontrer aux parens la nécessité du préservatif, et met sous leurs yeux les exemples frappans des malheurs occasionnés, tant par la variole naturelle que par l'inoculation, par la voie humaine. Tous prêtent à ses discours une oreille attentive, et plusieurs croyant entendre la voix d'Hygie elle-même, soumettent à l'épreuve proposée ce qu'ils ont de plus cher. Leur docilité est récompensée par le succès le plus complet. Plusieurs cantons retentissent du bruit de cette étonnante découverte ; les habitans s'empressent d'en recueillir le fruit, et le nom de Jenner est célébré par des acclamations que chaque jour voit s'accroître.

Le pontife d'Hygie (le modeste Jenner), reporte vers la déesse l'encens qu'on ne cesse de lui offrir, et repousse avec dédain les présens qui l'accompagnent. Plutus ne l'a jamais vu dans son temple. Un seul vœu s'échappe de son cœur ; c'est de devenir utile à un plus grand nombre de ses frères, car il affectionne tous les hommes ; il se considère comme faisant partie d'une famille dispersée , mais que des devoirs communs lient étroitement, et envers qui chacun des individus qui la composent est comptable de l'usage qu'il fait de ses talens naturels ou acquis.

Certain de l'efficacité de la vaccine, son devoir est de la propager. C'est dans la capitale de l'Angleterre qu'il convient de répandre d'abord la doctrine nouvelle ; c'est là qu'elle sera sûrement accueillie ; mais Londres ne sera pas le terme de son voyage. Ce séjour des sciences et des arts doit seulement servir à le mettre en liaison avec des hommes instruits , dont l'ardeur pour ce qui est bon et utile, lui promet, pour sa doctrine, autant d'émules que d'appuis , si tel est l'aveuglement de la multitude, qu'elle veuille encore se refuser à l'évidence.

Ainsi pensait le bon Jenner. Dévoré du besoin d'être utile, jugeant de tous les cœurs par le sien, connaissant mieux les secrets de la nature que les replis de l'ame humaine ; il s'empressa de tout disposer pour ce voyage. Il abandonne le lieu qui l'a vu naître, sa famille, ses agrestes compatriotes, qui le vénèrent, et n'ayant avec lui que son fils, seul gage d'une union fortunée, dont l'inexorable mort a rompu les liens, il part.

A peine a-t-il foulé le sol de la capitale, qu'il se dispose à faire circuler, par le moyen des *papiers-nouvelles*, celle bien importante de sa découverte.

A Londres, ainsi qu'en beaucoup d'autres pays, il existe quelques individus aussi téméraires qu'affamés, qui, périodiquement, alimentent le public oisif par des rapsodies de toutes les espèces. Encouragés par l'impunité (et cette impunité procède souvent du mépris qu'ils inspirent), semblables à l'animal carnassier et vorace, que la faim a chassé de son repaire, ils se précipitent sur leur proie, la broyent sous leurs dents aigues, la pulvérisent, et font retentir les airs de leurs hurlemens.

Cependant, il existe un moyen de se garantir de cet outrage, on se fait précéder de quelques fragmens du plus noble des métaux, on les répand sur le sentier qui conduit au repaire, ou l'on en couvre l'ouvrage présenté ; c'est un talisman aussi infaillible contre les morsures de ces vampires, que l'est celui de la *vaccine* à l'égard de la *variole*.

Jenner ignorait ce moyen ; l'eût-il connu, eût-il pu l'employer, jamais il n'aurait daigné s'en servir.

Jenner, le bon et simple Jenner se vit avec

surprise exposé à la malveillance des feuillistes, en but à leurs perpétuelles clameurs. Le plus accrédité d'entr'eux ayant déclaré que *la méthode du docteur Jenner, appelée vaccine, est illusoire, dérisoire, dénuée de tous principes, attentatoire à ceux jusqu'alors reconnus et suivis, devait être rejetée,* il importe *que cet homme soit honni, chassé de l'Empire breton, à moins que, le regardant comme un insensé, atteint d'une manie dangereuse, on ne lui accorde la faveur d'être conduit à* BEDLAM (1) *;* cette décision est reçue *unâ voce.* Les échos la répètent. Les plus modérés d'entr'eux osent à peine proposer quelques amendemens ; on les rejette, et l'on s'écrie : A Bedlam ! A Bedlam !

Qu'oppose Jenner à ce torrent d'outrages ? Le silence du juste. S'il lui échappe un soupir, ce soupir n'est pas celui de l'orgueil blessé ; c'est le regret de se voir arrêté dans sa marche, réduit à suivre les pas de l'expérience, dont l'allure lente et pénible s'accorde si peu avec le zèle dévorant qui le consume.

Cependant la déesse Hygie n'a pu vouloir l'abandonner. Sensible à sa peine secrète, elle le protège invisiblement. Quelques enfans lui sont amenés ; il les reçoit avec affabilité, il les vaccine, il les traite selon sa méthode, rassure leurs parens contre les mouvemens fébriles qui annoncent le succès de l'opération , et ne les remet dans leurs bras que jouissant d'une santé brillante, les joues colorées de l'incarnat le plus pur. Il prend avantage de ce succès pour exhorter ceux d'entre les parens de ces enfans en qui il reconnaît un sens droit et de l'intelligence , à ne pas craindre pour les vaccinés l'air de la variole; il veut qu'on les y expose. Il est écouté, il est obéi ; l'épreuve se fait, et nul d'entre ces enfans n'est infecté du virus humain.

C'est ainsi que Jenner répond aux misérables diatribes lancées contre lui et sa doctrine.

Ce plein succès met Jenner à portée de multiplier les épreuves ; toutes sont également heureuses. Cette nouvelle se répand dans Londres , s'accrédite par le témoignage des heureux parens, dont la gratitude n'a que ce moyen pour s'exprimer. Les personnes sensées applaudissent ; mais l'envie réduite au silence frémit de rage, s'agite en secret, élève des doutes, crée des fantômes, en compose une phalange redoutable, qu'une longue et douloureuse expérience aura seule le pouvoir de détruire.

Tandis que Jenner déplore l'aveuglement de ses compatriotes, et qu'il médite sur les moyens de le dissiper, on lui annonce la visite d'une inconnue, d'une *mère de famille.*

Cette femme paraît : elle est jeune encore ; sa physionomie annonce la candeur et la sensibilité ; sa mélancolie paraît invariablement fixée dans tous ses traits. Son nom .... elle a désigné celui de Miranda : elle est mère de deux enfans qu'elle chérit, et qui sont les objets uniques de sa plus tendre sollicitude, depuis que la mort l'a séparée d'un époux adoré. Alfred est le premier né de cet hymen ; son troisième lustre n'est pas encore accompli, et cependant sa taille, ses gestes, le son de sa voix, enfin tout dans cet enfant présente aux yeux de Miranda, la vivante image de celui qui fit palpiter si doucement son cœur. C'est pour elle un bonheur et un tourment, tourment qu'elle chérit ! A l'amour maternel s'unit en effet une prédilection dont le motif devient en quelque sorte l'excuse, et c'est une excuse que ne peuvent offrir toutes les mères. Miranda n'a point cherché à réprimer ce sentiment ; l'effort eût été aussi infructueux que pénible ; mais elle a su le renfermer si bien que la jeune Fanni, encore dans l'âge heureux de l'insouciance, n'a point pénétré ce secret. Fanni n'a que huit printems, et Fanni annonce déjà qu'un jour elle sera ornée de tous les charmes extérieurs sans lesquels aujourd'hui une femme ne peut aspirer à plaire, quelques aimables et solides que puissent être en elle les qualités du cœur et celles de l'esprit.

« Sage et savant Jenner, dit Miranda en abordant le philosophe, l'amour maternel me conduit près de vous. Je viens puiser dans vos conseils une force que la nature me refuse, et vous avouer une faiblesse qu'en vain je me reproche.

» Daignez jeter les yeux sur ce portrait... C'est celui d'un vertueux époux qui, pour mon éternel malheur, est devenu l'une des victimes de ce venin mortel qu'on nomme *variolique*.

» Deux gages précieux me restent de cet hymen. Ils m'offrent l'unique consolation dont mon cœur est susceptible, et je voudrais les préserver du sort qu'a eu leur père. Tous deux partagent mes affections.... oui, *tous deux*. Mais, mon fils, mon fils!... Ce portrait.... On croirait que c'est le sien.

» Que pourrais-je ajouter? Oui, si un incendie dévorant éclatait dans ma demeure, je m'élancerais dans les flammes pour en arracher Alfred et Fanni : mais si mes efforts étaient impuissans.... Si le premier succombait.... un dernier baiser serait pour Fanni, et mon ame se réunirait à celle d'Alfred et de son père ».

Ainsi s'exprima Miranda, et la possibilité d'un danger imaginaire l'ayant jetée dans un trouble inconcevable pour toute personne non préoccupée, elle fut forcée de suspendre son discours, qu'enfin elle reprit de la sorte :

« Informée de la découverte que vous avez récemment faite, découverte précieuse pour l'humanité en général, mais mille fois plus encore pour les mères aussi tendres que Miranda (ah! sans doute il n'en est aucune qui ne m'égale sur ce point), je veux vous consulter, vous exposer mes doutes, mes craintes et mon espoir.

» Graces à la philantropie de Ladi Montagu, l'inoculation est connue en Angleterre : elle y est en usage depuis longtems, et votre *vaccine* est encore dans son enfance.

» Les prodiges que l'on a racontés de l'une et de l'autre doctrine, m'offrent sans doute un moyen certain de préserver mes enfans du sort de leur père infortuné; mon incertitude ne peut donc consister que dans le choix de ce moyen.

» J'avoue que ma répugnance est égale pour les deux opérations: leurs résultats me font trembler. Je me dis que sans ce secours mes enfans

pourraient échapper au fléau de la variole.
Des exemples assez nombreux, pris dans ma
propre famille, servent à nourrir en moi cet
espoir décevant. Les conduire au-devant d'un
mal qui, peut-être, ne les atteindrait jamais,
ou qui ne les traiterait pas plus rigoureusement
qu'il ne m'a traité moi-même; invoquer pour
eux la présence de ce mal, me paraît une
témérité digne du châtiment le plus sévère.
Cependant le souvenir de leur père, ses tourmens.... sa fin prématurée.... O Jenner!
prenez pitié du désordre de ma tête et de celui
de mon cœur. Que votre raison rappelle la
mienne; que vos conseils m'éclairent et me
guident ; que par eux je conserve mes enfans,
et surtout.... ce cri s'échappe de mon cœur,
l'image , la vivante image de mon époux bien
aimé ».

Je vous entends, madame, répond Jenner
avec douceur. Je compâtis à votre faiblesse ,
et je vous engage à en modérer l'effet. C'est
de là seul que peut dépendre votre tranquillité
future. On n'est parfaitement en paix avec soi-
même qu'alors qu'on est juste. Cela seul est le
contrepoids des peines dont cette vie passagère
est semée. Du reste, je n'ai qu'un avis à vous
donner. Faites vacciner vos deux enfans, alors
l'un et l'autre seront affranchis du fléau qui
fait couler vos larmes.

Ne croyez-pas, ô tendre Miranda, que nova-
teur téméraire, je veuille renverser les autels
élevés à l'inoculation pour y substituer une
doctrine moins sûre. Je rends hommage à
l'inoculation, ainsi qu'on le doit aux découvertes de première origine, parce que ce sont
elles qui ont ouvert à l'expérience une carrière
de plus vaste étendue. Oui, l'inoculation a souvent des résultats heureux ; mais ce n'est pas
un préservatif certain contre le fléau que
vous redoutez. Outre qu'elle s'est immolé
quelques victimes, elle contient en soi une
qualité communicative (2 dont la vaccine
n'offre aucun exemple. D'après cela, madame,
interrogez votre cœur, scrutez-en les replis,
et obéissez à sa voix.

Aussi perplexe, et peut-être davantage encore qu'avant cet entretien, Miranda se sépara
de Jenner, en promettant de le revoir.

Par quelle fatalité les conseils de la raison
cèdent-ils presque toujours aux conseils de
l'erreur, où à l'empire du préjugé ? Miranda
ne peut totalement négliger les avis de Jenner;
mais elle en mitige l'effet. Elle veut tenter à
la fois ce que peut l'ancienne doctrine, et
ce que peut la nouvelle. Des *routiniers* sont
consultés. Ils opinent pour l'inoculation, et
Miranda se détermine à y soumettre l'un de

ses enfans : l'autre sera *vacciné* .... Mais quel est celui qu'elle choisira pour la première de ces opérations ? Ah! c'est son Alfred. Le *Gatti* (3) de l'Angleterre est mandé ; c'est l'un des plus célèbres docteurs. C'en est fait, le virus humain fermente dans les veines de cet enfant chéri. Le tems nous apprendra quel en aura été le succès. Quant à la petite Fanni, son sort est confié à Jenner, qui, en lui administrant le préservatif, déplore l'aveuglement de Miranda.

Fin du livre premier.

LE TRIOMPHE
DE LA VACCINE.

LIVRE DEUXIÈME.

Quoique triompher de l'envie, de l'igno-rance et de la cupidité qui, dans Londres, s'étaient opposées à la propagation de la doctrine de Jenner, dût être pour lui une satisfaction bien douce, son cœur dévoré du besoin d'être utile à une portion plus considérable de l'humanité, aspire à la gloire d'étendre au-delà de ce point de l'hémisphère, le bienfait du *cowpox*. Reconnaissant des faveurs d'Hygie, toujours inspiré par elle, il médite sur les moyens d'établir son culte dans les régions lointaines, et l'heureux sol que foulent les Indous obtient la préférence.

Un seul obstacle suspend l'exécution de ce projet. Jenner est père. En satisfaisant le désir de son cœur généreux, il voudrait ne négliger aucun des devoirs de la nature. Le jeune Edouard est parvenu à cet âge intéressant où des études suivies doivent lui préparer un sort pour l'avenir. La surveillance d'un père attentif.... Comment se flatter, se bercer de l'espoir qu'un autre, qu'un étranger remplira ce devoir dans toute sa plénitude? Se faire accompagner par cet enfant, c'est arrêter le cours de ses progrès naissans, c'est le vouer à une vie ambulante, inactive; oui, *inactive*, parce qu'Edouard ne possède pas encore les connaissances préliminaires qui doivent précéder les voyages, si l'on veut que les jeunes gens en recueillent le fruit. De plus, c'est l'exposer aux dangers nombreux qui trop souvent accompagnent les longs voyages maritimes, et c'est à quoi Jenner ne peut consentir. Que doit donc faire le bon Jenner? Abandonner un projet glorieux, ou surmonter le plus cher sentiment de la nature. Son cœur partagé entre deux devoirs, dont l'importance lui paraît égale, se déchire. Deux fois les préparatifs sont suspendus, et deux fois repris avec ardeur. Enfin Hygie a fortifié ce cœur paternel. Ce n'aura pas été sans effet qu'elle l'a nommé grand-pontife de son culte, il faut qu'il en remplisse les fonctions, en portant au loin ses bienfaits. Edouard est confié aux soins d'un tuteur bienveillant, éclairé, probe, vigilant; et après avoir porté dans ses bras cet enfant bien-aimé, après l'avoir arrosé des larmes que la nature plus puissante que la philosophie arrache de ses yeux, Jenner, le cœur brisé de l'effort qu'il s'est imposé, quitte Londres avec précipitation, court à Margats, où il s'embarque pour passer d'abord à Constantinople. Il veut visiter cette capitale de la Turquie, jadis séjour des Césars d'Orient, et centre des beaux arts; il veut s'informer si le souvenir du bienfait de ladi Montagu s'y est conservé.

Le trajet est facile et le vent favorable. En peu de jours Jenner atteint le rivage d'Asie. On mouille dans le port, et le philosophe a la satisfaction d'entendre prononcer avec gratitude le nom de son illustre compatriote.

Mais d'autres soins l'appellent. Il se rembarque et traverse le Bosphore muni d'un firman (1). En passant devant les Dardanelles, il a remarqué les deux forts qui remplacent les tours antiques de Sestos et d'Abydos.

Le navire qui avait porté Jenner jusqu'à l'entrée de la mer des Indes, ayant une destination commerciale qui ne pouvait s'accorder avec ses vues, il résolut de quitter la mer et de se joindre à une caravane qui prenait la route de l'Arabie et celle de l'Inde.

Ce n'est point au sein des mers, se dit-il, que je pourrais suivre ma destination. C'est en m'arrêtant dans chaque ville, ou en raison de la population la variole fait le plus de ravage; oh! oui, c'est-là où me veut Hygie; mais je ne négligerai pas de répandre le bienfait de la *Vaccine* partout, où nous séjournerons. Je veux que les peuples de ce vaste hémisphère ayent sujet de bénir le passage d'un européen sur leurs terres, sur ce sol tant de fois ensanglanté par les enfans de Mars. Je veux particulièrement m'arrêter dans cette partie de l'Inde, où les descendantes d'*Io* sont révérées. Le vaccin tiré d'elles doit avoir autant d'efficacité que dans nos climats.

Ainsi pensait Jenner. Aucune des difficultés qui devaient arrêter ses projets ne se présentait à son esprit. Dans la simplicité de son cœur il oubliait qu'il ne serait pas tout-à-fait le maître de presser ou de ralentir à son gré la marche de la caravane; enfin il se croyait inaccessible à l'influence d'un climat si différent du sien. Le moment approchait où il devait être détrompé.

La longueur de la route, l'inutilité où il était resté malgré les diverses haltes que l'on avait faites, dérangèrent enfin sa santé, ou peut-être qu'Hygie, attentive à sa gloire, permit ce léger incident, afin que son protégé put commencer l'exercice pieux auquel il s'était voué.

On venait de s'arrêter dans une bourgade très-peuplée, avec l'intention d'y séjourner pendant une semaine, lorsque le conducteur

de la caravane, ne trouvant point d'espace
assez vaste dans le caravanserail, pour loger les
voyageurs et les bêtes de somme, annonça le
départ pour le lendemain à la pointe du jour.

Ce contre-tems fit peine à Jenner qui sen-
tait la nécessité d'un repos plus long. Il résolut de se séparer de ses compagnons de
voyage, se flattant de trouver en peu de tems
un moyen pareil pour continuer sa route.
Mouzaffer qu'il s'était attaché, et qui devait
lui servir d'interprète, Mouzaffer le confirma
dans cette idée, et le pressa de l'exécuter à
l'instant, ce qui eut lieu par les soins de cet
homme.

Quoique les mœurs de l'Inde, et plus encore l'usage qui, en beaucoup de pays, tient
lieu de loi, soit de renfermer les femmes dans
des appartemens intérieurs que l'on nomme
harem, où elles ne voient et ne sont vues que
des maîtres qui les ont achetées, comme en
nos marchés on se pourvoit de bétail, il y a
cependant des contrées où l'on se relâche un
peu de cette pratique austère, et c'est particulièrement dans certaines bourgades.

Celle d'Ischu, où se trouvait alors Jenner,
était de ce nombre. L'antique hospitalité n'en
était point bannie, et la maison, ou case, où
Jenner fut conduit, appartenait à une femme

veuve, qui l'exerçait dans toute sa plénitude. C'est chez la bonne Gulraz que je vous conduis, avait dit Mouzaffer à notre voyageur.

Cependant cette *bonne* Gulraz parut voir l'étranger avec peine. Un geste répulsif l'en instruisit ; et si en ce moment Mouzaffer ne l'eut quitté pour s'occuper du soin du bagage, il se serait fait conduire ailleurs.

La soirée était avancée lorsque Mouzaffer revient. Ah ! dit-il à Jenner, en langue franque, combien je suis désolé que l'on se soit arrêté en cet endroit ! Le trouble, l'effroi se sont emparés de tous les habitans ; et si votre indisposition s'accroît, vous ne trouverez ici nul secours. L'affreuse épidémie que les Européens nomment *petite vérole*, a déjà fait périr le tiers des enfans des deux sexes ; toutes les mères tremblantes, éperdues, ne sont en ce ce moment occupées qu'à pleurer ceux qui viennent de succomber, ou à sauver ceux que la contagion n'a pas encore atteints.

Mouzaffer ! s'écrie Jenner, en se levant avec prestesse du sofa sur lequel il s'était jeté en arrivant, Mouzaffer, conduis-moi près de ces mères malheureuses..... J'entends, près de celles à qui il reste encore des pertes à craindre.

Mouzaffer regarde son maître avec surprise, et refuse de lui rendre ce qu'il appelle un *méchant office.* C'est vainement que Jenner insiste ; et enfin ce n'est qu'à force d'instances qu'il obtient de ce serviteur affectionné qu'il aille parler à Gulraz pour lui annoncer que l'étranger connaît un moyen de préserver du fléau tous ceux qui voudront s'en affranchir.

Gulraz accourt ; elle se fait répéter plusieurs fois cette proposition inconcevable pour elle ; mais enfin elle tombe aux pieds de Jenner , prononce quelques mots inintelligibles , même pour Mouzaffer , se relève, prend l'étranger par la main , fait signe à l'interprète de la suivre , les guide tous deux à travers un vaste enclos, borné par un pavillon isolé. Au fond de ce petit édifice sont deux jeunes gens de sexe différent qui , à genoux devant un vieillard, semblent y implorer une faveur qu'il leur refuse.

Gulraz dit quelques mots d'un ton mal assuré, mais énergique , et ces trois personnes fixent Jenner avec une admiration respectueuse.

Surpris à son tour, il demande l'explication de cette scène singulière. Mouzaffer reçoit ordre de la lui donner , en lui transmettant mot à mot ce que dit le vieillard.

« O cher étranger ! ou plutôt génie bienfaisant envoyé sans doute vers nous par notre dieu Brama, apprends, s'il est possible que tu l'ignores, que le fléau dévastateur qui, chaque année, ravage nos contrées, ravit l'espoir de nos vieux jours, vient d'enlever à Gulraz deux fils dans la force de l'âge, et ses uniques soutiens. Cette jeune fille que tu vois resta seule, et c'est pour tomber aussi sous le tranchant de l'épée flamboyante de l'ange exterminateur, si l'on ne l'éloigne de ce lieu infecté. Sa mère veut l'envoyer au bois des palmiers (c'est l'unique tentative que l'on puisse faire); mais mon fils veut l'y suivre, et notre loi s'y oppose. La ceinture virginale n'a point encore été rompue ; *Acbar* ne peut accompagner *Adulie*.

Eh ! dit Jenner, ému par les supplications des deux jeunes gens, qui donc vous empêche d'accorder ce droit à Acbar, si votre volonté est qu'ils soient unis ?

« L'iman et son muezzin (2) ont aussi succombé, répond le vieillard ; c'est une preuve que l'hymen projeté ne doit pas s'accomplir.

Il s'accomplira, mes amis, reprit Jenner, et sous des auspices heureux. Mouzaffer, écoute avec attention, et qu'aucune de mes paroles ne soient perdues pour ces êtres affligés et si intéressans par leur respect pour les dogmes de leur pays.

Et Jenner oubliant la faiblesse où l'avait jeté son indisposition, explique à ces bons et superstitieux Indiens le moyen qu'il veut employer pour préserver leurs enfans de la *variole*. Chez eux, et malgré les progrès et la verge du mahométisme, la déesse *Io* a conservé presque toutes ses prérogatives. Il suffit de la nommer pour qu'on ajoute foi à l'efficacité du préservatif. On entoure Jenner, on le presse, on le conjure d'administrer la vaccine ; mais il sent qu'il faut avant tout, se prêter à la faiblesse de ceux que l'on veut obliger, et qu'il serait difficile de leur donner une confiance entière en ses moyens, s'il n'employait, au moins pour la forme, l'intervention des modernes *Io*. Toutes n'offrent pas le signe salutaire, et Jenner n'a pas encore eu l'occasion de l'observer en elles. Il faut qu'il supplée à ce défaut s'il existe, du moins jusqu'à ce qu'il ait pu s'expliquer sans détour. Celui qu'il se voit forcé d'employer répugne à la franchise de son cœur, mais le motif l'excuse et même l'ennoblit.

Il se fait à l'instant conduire dans les pacages où les *Io* paissent en liberté les plantes salubres et succulentes dont abonde le sol. Il les inspecte toutes, après s'être soumis à devenir témoin passif de quelques cérémonies que les Indiens observent en abordant les objets de leur culte ; et c'est avec transport qu'il reconnaît sur plusieurs les signes du vaccin, tel qu'il doit être pour produire l'effet désiré. A l'instant l'épiderme est enlevée, le virus est détaché, et insinué seulement dans l'un des bras d'*Acbar* et *Adulie*. Mais une épreuve nouvelle s'offre : Jenner ne la négligera pas. Le virus apporté de l'Angleterre est adroitement substitué à celui de l'Inde, et les deux autres bras le reçoivent également.

L'opération ainsi terminée, Jenner revient habiter la case de Gulraz; il y séjournera jusqu'à l'effet de la *vaccine*.

Sa contenance sereine, la gaieté même qui anime ses traits, confirment Gulraz et le vieillard dans la sécurité qu'il a su leur inspirer. Quant aux jeunes gens, la certitude de n'être point séparés leur suffit. Vivre ensemble, et mourir ensemble, s'il le faut, tel avait été leur unique désir, et tel il est encore. Tout disparaît pour eux devant cette pensée; mais ils ont la généreuse attention de la cacher devant leurs parens.

Cependant la contagion exerce toujours ses ravages. C'est avec douleur que Jenner réprime l'ardeur qui le porterait à secourir ces malheureux : mais il se doit à lui-même d'attendre l'entier effet du vaccin pour porter plus loin des conseils et des secours.

Pour rassurer entièrement les parens

d'*Acbar* et d'*Adulie*, que la présence de l'érosion et du bouton salutaire rend perplexe, il faut
que le patient Jenner réponde à leurs questions multipliées : mais cet ami de l'humanité
prend de cela même, occasion de leur expliquer la nature du phénomène annoncé.

Bientôt le bon état de santé d'*Acbar* et
d'*Adulie* le dispense de réitérer encore les
explications. Encouragé lui-même par ce succès d'autant plus flatteur que le *vaccin* apporté d'Europe, avait eu un résultat égal à
celui frais de l'Inde, Jenner propose la grande
épreuve, et c'est par elle seulement qu'il peut
se rendre raison de la bonté de sa doctrine,
de la supériorité réelle du *vaccin* sur l'inoculation par le virus humain. Il énonce le désir
que les deux vaccinés, cessant de se tenir ren-
fermés, se présentent en public, et se mêlent
avec ceux qui sont encore atteints de la variole :
on y consent, parce que le talisman, c'est ainsi
que Gulraz et le vieillard, désignent l'em-
preinte visible de l'effet de la vaccine, ne permet plus la crainte ni le doute. Gulraz accompagne *Adulie* et le père d'Acbar, ne veut point
s'éloigner de son fils. On est surpris à leur
abord, on accourt vers eux, et c'est pour les
engager à se retirer ; mais ils insistent, ils ré-
clament l'attention, et remplissent d'étonne-

ment et de joie ceux qui les écoutent, par le simple récit de ce qu'a fait l'étranger.

Tous ceux qui n'ont pas encore été atteints de la variole, se groupent autour d'eux, et demandent à grands cris la faveur d'être présentés à cet homme merveilleux. On les accompagne à la case de Gulraz, et le bon Jenner les reçoit avec cette amabilité touchante qui persuade mieux qu'un long discours.

Cependant, aidé par Mouzaffer, il leur confirme ce que viennent de leur annoncer Gulraz et le père d'*Acbar*, et plus que jamais la déesse *Io* est vénérée. La faveur du vaccin est accordée à ceux qui l'implorent, et c'est *Acbar*, c'est *Adulie*, qui, sous les yeux et la direction du philosophe, vaccinent leurs compatriotes. Leurs mains attentives et légères, entrouvrent le tissu cellulaire, et y introduisent le *cowpox* préservateur. Aux yeux des Indiens, Jenner semble un dieu envoyé par *Brama*, et ses jeunes élèves des anges tutélaires.

Dès que les nouveaux vaccinés sont rétablis, on s'occupe de l'hymen des deux amans. Il s'accomplit en présence du peuple, qui a voulu édifier la case qu'ils vont habiter, et la reconnaissance publique s'exprime par des dons de toute espèce. Des jeux, des danses, des festins, occupent, pendant trois jours, les habitans du bourg d'*Ischu*, et Jenner, qui a résolu de parcourir les contrées environnantes, est forcé de s'échapper pour satisfaire ce désir.

Tandis, qu'accompagné des deux jeunes époux, dont il n'a pu tromper la vigilance, et qui ont quitté leurs foyers avec joie pour le suivre, il porte en tous lieux son préservatif. Le fanatisme rugit au fond de son antre :

« Ceci, dit-il, à la superstition et à l'ignorance, ses compagnes inséparables, ceci n'est pas la première atteinte que les occidentaux portent à notre puissance. Chaque siècle, que dis-je chaque siècle ? chaque année qui s'écoule et même chaque jour, je vois mes droits s'affaiblir et mes sujets les plus fidèles négliger mon culte, déserter mes autels. Cette Europe qui si long-tems végéta sous ma loi, malgré les efforts que de tems à autre quelques mortels audacieux, éclairés par le fanal de la raison, mon éternelle ennemie, ont tenté contre moi. Cette Europe, devenue plus fière que jamais depuis qu'en une de ses contrées un héros s'est montré, me menace d'un abandon total. Que vont devenir mes temples et les vôtres ? Déjà quelques-uns ne sont plus, d'autres viennent d'être ébranlés jusques dans leurs fondemens. Point d'encens, point de victimes..... O rage ! que fais-tu loin de moi ? viens, accours à ma

voix.... Que tes rugissemens retentissent jusques aux bornes de l'univers, que partout ils
étouffent les accens de cette fille du ciel, de
cette raison née pour mon tourment, et dont
l'insinuation perfide parvient, de proche en
proche, à séduire ceux de mes sectateurs sur la
fidélité desquels j'avais cru devoir me reposer,
parce que j'avais attaché près d'eux *l'intérêt,*
mobile et régulateur puissant des actions humaines.

» Tandis que la rage exécutera mes ordres,
je veux, pour exploit premier, descendre
dans le tenare. Venez , nous y allumerons
nos torches à l'autel des furies. »

Déjà le fanatisme, secouant les chaînes le-
gères dont jamais ses efforts n'ont pu le délivrer entièrement, se soulève de son trône, où
l'on peut remarquer encore quelques traces
de sang ; déjà ses deux compagnes sont prêtes,
non point à le suivre, mais à le précéder, à
marquer sa route à travers les sentiers détour-
nés qu'il faudra parcourir, et dans leurs mains
sont des pavots préparés de tout tems pour
assoupir la raison, si le hazard l'amène sur
leurs pas ; mais la fraude et l'astuce se présentent et les arrêtent.

» O mon père, dit cette dernière au fanatisme, où veux-tu aller ? Quel besoin as-tu des

secours de l'enfer? Ne peux-tu, avec notre aide, décevoir jusqu'à l'Eternel lui-même?

» Ce n'est point par de vains éclats que l'on parvient à détourner l'effet de la tempête; mais en paraissant céder à sa violence. Je veux diviser de nouveau les habitans de ce séjour céleste que tu abhorres. Et contre qui donc avons-nous à combattre? Contre un faible et abject mortel.»

» Ce mortel que tu semble mépriser, répond le fanatisme, est de tous les enfans de la terre celui que je redoute le plus. C'est l'adorateur de la vérité, le protégé d'Hygie ; mais parle, et nous explique ton projet. »

» Ce projet est simple, répond l'astuce en souriant, et cependant il est digne de moi, de vous, ô mon père ! et de tous ceux qui suivent votre loi. »

« Sachons habilement voiler le grand intérêt qui nous unit, pour l'intérêt de notre empire. N'offrons à la pensée de l'Eternel que le sien même ; car, qui peut s'assurer que l'odieuse raison, après avoir sappé ton trône jusqu'en ses fondemens, n'osera pas tenter quelques efforts contre le sien même ? L'homme est aussi audacieux que le furent les anges ; trop éclairé sur ses droits, il...... Mais, j'aperçois la ruse ; son secours peut nous être utile.

» J'ai prévu ce besoin, dit, avec un sourire orgueilleux, la nouvelle venue. Que ferait notre souverain, si on le privait des services de ses agens les plus adroits ? Oui, c'est devant l'E-ternel qu'il faut plaider une cause si impor-tante. Si toute justice nous est refusée, nous saurons bien nous la faire nous-mêmes.

Ainsi s'exprima la ruse, et l'impulsion est donnée à l'horrible cortége. On s'élance, on atteint les plaines éthérées, on les franchit et l'on parvient sans obstacle au trône resplen-dissant du dominateur de mille mondes. L'ac-cès n'en est interdit à nul de ceux qui désirent s'y présenter, parce que l'inéfable bonté de l'Etre-Suprême, est sans limites, ainsi que sa puissance.

« Créateur de l'univers, dit le fanatisme (en courbant sa tête hideuse, parce que ses yeux n'auraient pu soutenir l'éclat de la céleste lumière), pardonne, si j'ose me présenter de-vant toi. Cette audace trouvera son excuse dans l'intérêt que m'inspire le sort actuel de ces mortels, que tu créas par ton souffle divin, et enfin par celui de ta fille chérie, l'auguste religion, dont le culte me fut toujours sacré, et pour le maintien duquel je combats depuis sa naissance.

» Tu sais, ô Créateur de l'univers, quels

ont été mes efforts pour ramener sur la terre ces tems heureux où l'homme, simple et docile à ma voix, rejettait loin de lui toutes sciences humaines, dès qu'elles semblaient porter atteinte à tes décrets et aux droits de ta fille chérie.

» Tu sais que rendant l'homme inaccessible aux insinuations perfides de ces nouveaux Prométhées qui, se vantant d'avoir dérobé le feu sacré, s'efforçaient de propager une doctrine, qui sous l'apparence de ramener le culte à sa pureté native, tendait à renverser les autels de la religion, j'ai su déjouer les complots de ces impies. J'ai fait proscrire eux et leurs dogmes, et ne pouvant arrêter le mal que dans sa source, j'ai livré au supplice du feu ces prétendus réformateurs.

» D'autres mortels encore ayant provoqué ma vengeance en ont, en divers tems, éprouvé les effets.

» Tant de travaux divers m'avaient enfin procuré le repos, j'en jouissais lorsque de l'un de ces *crémens* qui s'élèvent du sein des ondes, que tu as permis au tems d'affermir, de fertiliser, et dont les nombreux et orgueilleux habitans, dès longtems rebelles à ta loi, se croyent les dominateurs des deux mers ; de ce *crément* est tout-à-coup sorti le plus audacieux des mortels. Jenner est son nom. Sous un extérieur simple, il cache un cœur perfide. Il prétend, à force d'études, avoir dérobé à la nature l'un de ses secrets, il veut la contraindre à ne suivre que la loi qu'il voudrait lui prescrire. Il la dépouille de sa puissance en la rendant inhabile à produire ce fléau que ta sagesse a remis en sa main pour le châtiment ou l'épreuve des enfans d'Adam.

» Non-seulement l'audacieux Jenner a répandu dans Londres sa doctrine nouvelle, mais encore, muni du préservatif de la *Variole*, il est allé la propager jusques aux bornes de l'autre hémisphère.

» Cet outrage dirigé contre ta fille, doit-il donc rester impuni? Toujours ces fiers insulaires ont élevé des autels autres que les tiens. A peine un demi-siècle s'est écoulé depuis que quelques téméraires, nés sur ce point du globe, ont, par le moyen de l'inoculation, lutté contre tes décrets, et sauvé quelques victimes.

» Informé de leurs projets, surveillant leurs efforts, j'aurais pu les dénoncer au trône de ta justice; mais ayant reconnu que leur méthode était insuffisante pour empêcher la présence du fléau variolique, et même sa réapparition dans quelques sujets, j'ai pensé que leur succès n'aurait qu'un tems , et serait , ainsi qu'eux, entraîné dans le fleuve d'oubli.

» J'ai souri à l'enthousiasme de cette Anglaise, dont les discours insidieux ont étendu la manie de l'inoculation jusque dans l'intérieur du sérail de Constantinople, et plus encore en voyant ces jeunes odaliques dont la beauté et les graces extérieures font le prix, voler au-devant d'un mal qui, peut-être ne les aurait jamais atteintes , se dévouer librement aux tourmens de la *variole.* J'ai applaudi à cette démence, parce que ces infidelles ne sont point au nombre de tes enfans. L'impie Mahomet est leur dieu; et s'ils te placent au-dessus de ce prophète prétendu, c'est seulement parce qu'il n'est aucun mortel assez dépourvu de sens pour se nier à soi-mème ton existence divine.

» Enfin, lorsque l'insuffisance de l'inoculation fut constatée par de funestes événemens ; lors, du fond de mon asile j'entendis les cris de désespoir des mères, des épouses, qui redemandaient vainement aux propagateurs de cette inoculation les objets chéris qu'elle venait de précipiter dans la tombe; je m'applaudis de mon silence, et je ne le rompis que pour semer dans les cœurs le doute et l'effroi. J'y fis descendre le scrupule, et je parvins tellement à l'y maintenir, que j'eus lieu de croire que le règne de l'inoculation touchait à son déclin.

» Maintenant tout m'échappe. Un bouleversement général dans les idées s'est manifesté tout-à-coup. Ce Jenner, que je crois devoir dénoncer, en est l'auteur ; il a découvert dans les génisses un levain, certain dans ses effets, un levain qui, si l'on n'y met ordre promptement, va sapper tous les principes actuels, et garantir les générations futures de l'atteinte du fléau que, dans ta colère, tu versas sur cette terre ingrate et si souvent rebelle à ta loi.

» Déjà Jenner, loin de sa patrie ; a multiplié les épreuves ; l'Indou, sur les rives du Gange, voit avec transport cet homme s'empresser d'arracher le voile qui, si longtems, lui cacha la lumière. Encore quelques années, et le culte que l'on rend en ces contrées aux génisses allait être aboli ; mais comment l'espérer, maintenant que la reconnaissance va se joindre aux antiques erreurs ? Le vaccin plus bénin que l'inoculation, le vaccin qui, pour être administré, n'a nul besoin de préparations pharmaceutiques, sera préféré ; l'animal qui le porte sera vénéré plus que jamais il ne le fut, et.... »

C'est en vain que le fanatisme essaie de poursuivre. Un pouvoir à lui inconnu fait expirer sur sés lèvres mensongères l'expression qu'il a choisie ; et la présence de l'auguste vérité qui, en ce moment, se rend visible à ses yeux, le glace d'un effroi soudain. Il frémit : et dans l'attitude de la stupeur, il attend ce que la fille de l'Eternel prépare contre lui.

» Dieu puissant ! s'écrie-t-elle, souverain régulateur de cet Univers, créé par ta volonté, daigne écouter ma voix, daigne accueillir mon humble prière !

» Ce monstre (jetant sur le fanatisme un regard où se peignent le mépris et l'horreur), ce monstre, sorti des régions infernales pour le malheur de tes créatures, fier d'une longue impunité, ose devant toi-même accumuler outrages sur outrages, impostures sur impostures. En feignant de défendre les droits de la religion, qu'il déshonora toujours par les excès les plus révoltans, il essaie de surprendre ta justice, et même telle est sa démence, qu'il s'aveugle dans ses moyens.

» Ainsi que moi, la religion te doit son essence divine ; et s'il pouvait être vrai qu'elle fut offensée, blessée par les erreurs de quelques mortels, serait-ce à l'exécrable fanatisme qu'appartiendrait l'ofûce de la venger ? Et d'ailleurs quelles sont ces offenses alléguées par cet odieux défenseur ? Ce Jenner qu'il dénonce est un des observateurs les plus fidèles de ta loi, puisque cette loi sainte prescrit comme un devoir sacré de soulager l'humanité souffrante. Qui mieux que cet estimable insulaire, cet homme bienfaisant par caractère, s'est rendu digne de devenir l'instrument de ta volonté suprême, par l'étude constante du seul moyen qui puisse délivrer la race humaine de l'un des fléaux qui pèsent sur elle depuis la désobéissance d'Adam ?

» O mon père, je sais qu'il suffirait d'un signe de ta volonté pour anéantir le fanatisme, ou pour le reléguer à jamais, ainsi que ses méprisables suppots, dans la région du Ténare ; mais je n'ignore pas que son souffle impur a déjà corrompu l'espèce et le cœur d'une foule de mortels trop faibles pour entendre ma voix, ainsi que pour soutenir l'aspect du flambeau divin, remis par tes ordres au pouvoir de la raison, mon inséparable compagne.

» Centre de toute équité, père des anges ainsi que des hommes, permets, pour l'intérêt de ta fille chérie, que la cause du bon Jenner soit plaidée devant des simples mortels. Ces juges ne seront point choisis parmi les compatriotes de l'accusé. Il existe en France une société composée d'hommes éclairés, chargés, depuis leur institution, de l'examen de tout ce qui concerne la religion; ce fut la religion qui inspira leur fondateur (3.) Qui plus que ces mortels éclairés et pieux saura maintenir son culte, rejeter tout moyen spécieux d'en altérer l'essence et la pureté ?

» C'est devant ce tribunal intègre que la doctrine de Jenner doit être exposée, discutée, admise ou rejetée.

» Pour ôter au dénonciateur tout prétexte de plainte, je requiers que ni lui, ni moi, ne nous présentions devant ces hommes vénérables et doctes.

» Confie, ô mon père, confie ce soin à l'archange Michel qui, autrefois, parvint à terrasser l'éternel ennemi du genre humain.

» Que cet archange se présente à l'assemblée sous les traits d'un simple mortel ; que ses discours, son maintien, sa forme ne puissent déceler son essence divine, il importe que la décision soit exempte de toute influence. »

Ainsi s'exprime la Vérité, et un sourire céleste lui fait comprendre qu'elle n'a point supplié vainement.

Le fanatisme se hâte de rejoindre la superstition, la ruse, l'astuce et l'ignorance, auxquelles il promet de fournir de victorieux

moyens pour rendre nul l'effet de la mission
de Michel.

Mais cette intelligence céleste a déjà quitté
les cieux. Porté sur les nuages, il a franchi
l'espace immense qui les sépare de notre pla-
nète. Déjà aussi sa divinité est voilée, le cos-
tume le plus modeste l'a remplacée ; et s'assu-
jétissant aux formalités d'usage, il demande
non-seulement que les théologiens examinent
l'écrit qui contient la doctrine de Jenner,
mais encore que cet écrit soit communiqué aux
successeurs d'Hypocrate, de Galien et d'Esculape, et que par eux un rapport se fasse sur
la différence qui existe entre l'inoculation, par
la voie humaine, et l'introduction du *cowpox*,
destiné par la déesse Hygie à succéder à la
première de ces méthodes.

Sa demande est accueillie, est transmise, et
le jour de la décision est indiqué. L'assemblée
se forme. On voit arriver successivement, dans
une salle immense, dont le décor modeste est
l'emblême des mœurs de ceux qui y siégent
ordinairement, ces vénérables docteurs, que
l'étude et non encore le poids des années, a
vieillis avant le tems. Chacun d'eux a médité
sur l'important sujet offert à son suffrage, et
aucun n'a trouvé, dans l'exposition du fait
consulté, matière à rejet formel. Quelques

objections se présentent, cependant, et c'est sur cela que l'on connaîtra l'opinion des disciples de Galien et d'Esculape.

Michel est là. Il a lu dans le cœur de ces hommes de bien ; leur réserve modeste lui plaît, et c'est avec satisfaction qu'il s'aperçoit que tous les députés, tant de la faculté de Médecine, que de l'école de Chirurgie, ont résolu de s'abstenir de ces discussions étrangères au sujet proposé, élevées seulement par l'orgueil du savoir, et la puérile vanité de le faire admirer.

Tous, ai-je dit ? Non, un seul a résisté à sa conviction interne ; l'astuce, la ruse, se sont insinuées dans son cœur ; elles en ont banni la sincérité, y ont fortifié le parti que déjà y avaient formé l'orgueil et l'intérêt. Peu importe à cet homme le salut de ses semblables, pourvu que dans des écrits étudiés, il fasse un grand étalage de science, et qu'il évite, sur toutes choses, de contribuer à diminuer le nombre de ces rétributions. Tout moyen préservatif qui tend à ce but, lui fut toujours importun, et maintenant lui devient odieux. Mauwe est son nom ; Hygie m'ordonne de le faire connaître, j'obéis.

Mauwe aperçoit l'archange. Trompé cependant, par la forme terrestre, il est loin de le croire un envoyé du ciel. Il s'approche de lui, et l'entretient du sujet qui les rassemble. Il parle, il s'agite, et le venin dont son cœur est saturé s'exhalle avec virulence.

« Etes-vous époux ? êtes-vous père ? lui demande, en souriant, le céleste envoyé. Votre cœur n'a-t-il jamais palpité de crainte, en voyant de chers objets prêts à perdre la vie, malgré tous vos soins, ou n'a-t-il jamais tressailli de plaisir en les voyant rendus à l'existence ? »

Mauwe, pressé par des regards qu'il avait peine à soutenir, allait cependant essayer de répondre, lorsque furent déposés sur le bureau les avis cachetés des facultés humaines, revêtus de la signature de chaque membre, et scellés de leur sceau.

Aussitôt le silence est commandé. C'est un répit pour Mauwe, et ce répit, il saura bien en profiter, pour peu que quelques opinions s'accordent avec la sienne.

Le président ouvre la séance par un discours dont l'éloquence simple et rapide, reporte la pensée vers les premiers siècles de l'église, où fleurissaient les *Augustin*, les *Chrisostôme*, les *Ambroise*, et tant d'autres hommes animés d'une foi vive, et sur-tout de l'esprit de cette charité sans borne, qui, seule, leur eût mérité les honneurs de l'apothéôse.

Ce respectable vieillard annonce à l'assemblée qu'elle n'a point à prononcer sur l'efficacité de la doctrine nouvelle, mais seulement sur ce qui, en cette doctrine, peut intéresser la religion.

Deux questions sont ainsi posées.

« Tenter de diminuer la somme des maux attachés à l'humanité, est-ce porter atteinte aux décrets de l'Eternel?

» Peut-on permettre de propager une méthode nouvelle, qui a pour but de préserver de l'un de ces maux, sans crainte de porter atteinte à la religion et à son divin auteur : d'où émanent et les maux et les biens que l'on peut espérer et craindre dans ce monde?

Avant d'émettre ces questions, s'écrie une voix de *Stentor* (celle du docteur Mauwe), il convient de connaître l'opinion des facultés consultées; ce serait éviter bien des débats sur un point tel que celui dont il s'agit : l'efficacité de la méthode.

Non, répond le président. Quelsque soient les avis déposés, ils ne peuvent avoir d'influence sur notre opinion. Sans doute qu'ils traitent de la bonté des moyens, qu'ils la discutent selon l'étendue de leurs connaissances, et ces argumens nous sont étrangers ; nous sommes seulement les conservateurs de la foi. Loin, bien loin de cette auguste assemblée, de discuter sur le degré de bonté du préservatif que l'on propose, nous qui avons sanctionné une méthode première (*), dont le but fut à peu près le même que celui présenté maintenant, et qui semble n'offrir qu'un moyen de perfection, toujours inconnue à quiconque invente.

» Notre divin auteur nous a tracé sur cela la route que nous devons suivre. Il a dit : *Rendez à Cézar ce qui appartient à César; à Dieu, ce qui appartient à Dieu.* Ce précepte sera notre règle. »

Un murmure se fait entendre et le seul respect empêche qu'il ne se change en acclamations. Le vénérable président soumet de nouveau les questions déjà posées Les voix se recueillent par scrutin ; toutes se trouvent favorables à l'émission de la vaccine, d'autant plus, est-il énoncé, qu'*au lieu d'offenser la religion, elle tend à exercer sans limites, cette charité universelle, qui fait partie de son essence.*

(*) L'Inoculation adoptée par la Sorbonne.

Ensuite l'on mit au jour l'opinion particulière. des facultés humaines. Cette opinion n'eut rien de contraire à la doctrine de Jenner ; seulement plusieurs disciples d'Hygie observaient que l'inoculation ayant l'anteriorité sur la vaccine , honneurs seraient rendus à celui qui, le premier, avait découvert ce moyen salutaire.

Ainsi parut se terminer, en France, la lutte de la vérité contre l'odieux fanatisme. Mauwe s'éclipsa , méditant déjà contre Jenner des tracasseries et même des complots.

Fin du Livre deuxième.

LE TRIOMPHE
DE LA VACCINE,

LIVRE TROISIÈME.

Tandis que le fanatisme et ses vils suppôts aiguisent en secret l'arme dont ils espèrent frapper leur victime ; le bon Jenner, suivi de ses deux élèves, *Acbar* et *Adulie*, qui déjà vient de parcourir diverses contrées, dirige ses pas vers l'*Hyemen*. Il veut que cette partie de l'Arabie, surnommée *heureuse*, en raison des parfums de tout genre, que produisent sans culture ses arbres et ses plantes, participe au bienfait de la vaccine. Ses pensées le portent vers la capitale, où il espère rencontrer, plus qu'ailleurs, des descendans du célèbre Razis, qui, en retour du bienfait qu'il apporte, lui faciliteront la connaissance des plantes médecinales, ainsi que leurs propriétés, la manière de conserver leur vertu et celle de les préparer selon les lieux et les circonstances.

Cependant, quelqu'ardent que soit ce désir, il cède au besoin premier de son cœur. Il n'a pas négligé de propager dans la route, la nécessité de la vaccine. Aucun sol habité n'a été privé de ce bienfait, et s'il eût eu besoin d'être stimulé, le courage d'*Acbar* eut produit cet effet.

Le sexe de l'intéressante *Adulie*, ne peut mettre d'obstacle à ses projets. En l'annonçant comme épouse d'*Acbar*, il sait que les Arabes la respecteront, et que les Musulmans qui gouvernent le pays ne feront nulle difficulté de l'admettre dans l'intérieur de leurs harems.

Arrivé près de Sanaa (1), au moment où le crépuscule d'un beau soir invitait les habitans à jouir de l'aimable fraîcheur qui en ce climat, ranime les sens affaiblis par l'ardeur suffoquante de la journée, Jenner veut se faire conduire en un lieu de repos, et se servant de la langue du pays, qu'il commence à entendre, demande le chemin d'un de ces khans destinés à recevoir les étrangers.

Le vieux Mahmud, assis sur le seuil de sa modeste habitation, a entendu cette demande que Mouzaffer a rapportée. Il se lève précipitamment, se saisit des guides du chameau qui porte le philosophe, et le conjure d'honorer son humble toît, en acceptant l'hospitalité, non-seulement pour le tems de la nuit qui s'approche, mais pour tout celui qu'il voudra s'arrêter à Sanaa. Jenner accepte pour lui et

ses deux compagnons, mais il exige que Mouzaffer et les bêtes de somme soient conduits
dans l'hospice public. Mahmud n'y consent
qu'à regret ; mais le peu d'étendue de sa demeure lui rendrait incommode une hospitalité
prolongée, s'il fallait qu'elle s'étendit jusqu'aux domestiques des étrangers.

Cette idée l'attriste, mais il dissimule sa
peine, et prend soin de ses hôtes avec cette
cordialité devenue bien rare dans l'Europe
policée.

Dès qu'un paisible sommeil a réparé les
forces des voyageurs, Mahmud se rend près
de Jenner, et l'interroge avec ménagement sur
les motifs de son voyage. Lorsqu'il apprend
que son projet est de paraître à la cour de
Scheïek (2), il le prévient sur l'espèce et sur
la quantité de présens dont il doit se faire
précéder. C'est un usage antique, maintenu
sévèrement par les chefs ou gouverneurs des
pays d'outre-mer.

Jenner n'avait pu ignorer cette coutume,
mais la médiocrité de sa fortune et la durée
de son voyage, ne lui avaient laissé que très-
peu de possibilité d'y satisfaire.

Le but de mon voyage, répondit-il à Mahmud, n'est point de consumer le tems à cam-
per dans les cours. Sorti de l'Europe, où l'on

rencontre à chaque pas tout ce qui peut ex-
citer et satisfaire la curiosité d'un simple
voyageur, je suis venu en ces climats avec
l'intention d'y apporter le préservatif d'un
mal commun parmi vous, et dont les divers
avantages de votre sol n'ont pu, jusqu'à présent, vous garantir. Ce fléau de la beauté est
parmi nous, nommé *variole*. C'est lui, lui
seul qui a trop souvent fait de vos femmes et
de vos enfans, des objets repoussans, mécon-
naissables, même aux yeux d'un époux et d'un
père.

Veuillez donc, obligeant Mahmud, borner
votre faveur à me procurer une audience.
Peut-être que le présent de la santé sera bien
accueilli par votre scheick ; peut-être aussi
que la singularité de ce don me facilitera l'occasion d'entrer en liaison avec quelques-uns
des descendans d'*Averroès* ou de *Razis*.

« O ! bienfaisant étranger, s'écrie Mahmud,
en se levant de dessus le modeste sopha que
Jenner partageait avec lui ; tu n'iras pas loin
pour remplir le second de tes vœux : tu vois
en moi un fils de ce Razis (3). Cet honneur
me met à l'abri de plusieurs vexations qu'exer-
cent sur les indigens, les Mahométans devenus
nos maîtres. Ils me laissent en paix cultiver

mon champ et professer, en secret, le culte de mes ancêtres.

» Adorant le dieu, non point, peut-être, à la manière du vulgaire ; mais comme représentant à mes faibles yeux un dieu puissant, souverain auteur de toute la nature. Je laisse aux Bonzes le soin fatigant d'expliquer, de commenter les dogmes de notre croyance antique ; je ne me réserve qu'une vénération profonde. J'observe les rits sacrés, parce qu'ils me semblent avoir été établis pour suppléer la faiblesse de notre intelligence, qui ne pourrait sans eux, s'élever à la hauteur des cieux. L'encens et la myrre croissent sous nos pas ; c'est un bienfait que nous devons reconnaître, en offrant et l'encens et la myrre à l'Etre tout-puissant qui en a confié le germe à la terre. Notre baume et cet arbuste (4) dont les grains odorans forcent les européens à nous payer librement un tribut, les dattes qui surchargent ces palmiers, dont l'écorce légèrement incisée nous procure le plus doux et le plus salubre des breuvages, tout cela ne force-t-il pas l'homme à lever ses regards vers ce ciel azuré, que tant d'astres lumineux décorent, lorsque le plus brillant d'entr'eux a cessé parmi nous sa course diurne, et répand ses flots de pourpre et d'or sur un autre hémisphère. »

» Mais où m'a conduit la joie d'avoir entendu prononcer le nom de *Razis*, auteur de
ma race (5)? C'est de toi seul que je dois
m'occuper. Explique-moi en quoi consiste ce
présent que tu apportes de si loin. S'il est en
effet tel que tu l'annonces, tu pourras te présenter hardiment. Cependant il faut que je te
prévienne que notre scheick est entouré de
gens avides dont l'espoir frustré peut te sus-
citer des chagrins. A défaut de présens, on
exigera des preuves de la bonté de ta doctrine ; et si ces preuves ne remplissent l'attente générale, tes bonnes intentions ne te
garantiraient point de quelques traitemens
indignes de toi. »

« Des preuves ? dit *Acbar*, tu parles de
preuves ? en voici ; et le jeune homme dé-
couvre ses deux bras jusqu'au-dessus de l'endroit où l'on peut remarquer les stigmates de
la vaccine. *Acbar* fait plus encore ; il rend
un compte fidèle de l'arrivée de Jenner dans
la bourgade d'*Ischu*. Il décrit avec autant de
feu que de vérité l'effet de cette méthode, et
la douce et belle *Adulie* le seconde avec zèle.
Tous deux ajoutent qu'ils sont prêts à donner
des preuves irrécusables de ce qu'ils avancent,
en vaccinant tous les sujets qu'on leur présen-

tera, et en restant comme ôtages chez les parens jusqu'à ce que le retour du fléau, que la saison avancée fait croire prochain, ait pu convaincre de l'efficacité du préservatif. »

Mahmud, les yeux fixés sur le jeune homme, l'avait écouté avec attention. Enfin s'adressant à Jenner : « comment se peut-il faire, demanda-t-til, que le vaccin qui de la génisse se communique (à ceux chargés de la débarrasser chaque jour du nectar qu'elle recèle) par le contact seulement, n'ait pas un effet semblable parmi les animaux, et pourquoi faut-il que de leur accident épuratoire dépende le salut d'une partie du genre humain ?

» Pour satisfaire pleinement à cette question, répondit Jenner, il faudrait être plus qu'un mortel. Je ne garantis de ma doctrine que les effets constatés par des preuves nombreuses : remonter à la cause, discuter sur cela, c'est s'éloigner inutilement du but que je me suis proposé.

» Il existe dans ma patrie des hommes instruits et peu crédules : hé bien, ils ont adopté ma doctrine sous un point de vue aussi simple qu'elle : c'est que l'inoculation opérée par le moyen du *cowpox* préserve du fléau de la *variole*, si justement redouté, ce qui n'arrive pas toujours en employant le virus humain. »

« Il faut donc, observa Mahmud, ne se servir que du premier ; et cependant tes élèves et toi vous nous apportez de ce virus humain, vous l'employez sans scrupule, et cela rentre dans ce que vous appelez inoculation. N'est-ce pas là une de ces contradictions que l'on reproche aux nations continentales ? Comment conciliera-tu cela ? »

« Très-facilement, reprit Jenner en souriant *le virus-génissin* se communique par le contact, et pour une fois seulement, à ceux qui sont chargés de traire les *Io*. Ce *cowpox*, soigneusement enlevé et conservé avec précaution, ne s'altère point. Il passe dans le corps humain sans contracter aucun des vices que peuvent présenter les sujets vaccinés. Tout consiste donc dans le choix du vaccin ; et lors qu'on le prend sur un vacciné, c'est que l'on a reconnu dans ce vacciné l'indice certain d'une constitution exempte de maux d'autres genres. Mais j'avoue, et cet aveu tient peut-être à la découverte, ajouta modestement Jenner, j'avoue que partout où l'on peut se procurer du *cowpox*, il faut le préférer au virus humain. Alors ce sera , ainsi qu'on le dit en Europe , *puiser à la source.* »

« Mais , dit encore Mahmud , tous ceux que vous avez vaccinés , tant dans votre patrie que dans nos climats (dont la température est si différente) ont-ils donné des marques certaines que le préservatif ait efficacement agi sur eux? «

« Tous? Non sans doute. La nature a ses exceptions, et la Providence ses desseins. Mais ceux sur qui le vaccin n'a point opéré sont restés dans leur état primitif; et il n'y a pas d'exemple que l'inoculation par le virus humain ait eu sur eux plus d'effet. On y a soumis plusieurs personnes, et toujours inutilement. Au reste, le cas que vous proposez est extrêmement rare, lorsque le vaccin a toutes les conditions requises j'ose affirmer que sur cent de ces sujets qui ont résisté au vaccin, il n'y en aura pas un qui soit atteint, soit par l'inoculation , soit par la contagion naturelle , de ce que l'on peut nommer *variole.* »

« Béni sois-tu, ô cher étranger! s'écria Mahmud, toi qui, des rives de la Tamise, t'es transporté sur celles du Gange pour éclairer notre entendement , et faire naitre dans nos cœurs le doux sentiment de la reconnaissance!

« Notre scheick va être informé de ta venue ;
et quelle que soit son opinion, ou celle des
entours, comme il relève de la sublime Porte,
et qu'un firman te protége, je pense que tu
seras à l'abri de toutes contrariétés. Quant à
tes élèves, il faut qu'ils feignent de suivre la
loi du coran ».

« Non, dit *Acbar*, jamais. Garder un silence
respectueux sur le culte que l'on professe,
lorsqu'il ne s'accorde point avec celui du pays
où l'on se trouve, c'est devoir et prudence, et
c'est aussi tout ce que je peux promettre.
Quant à ma chère *Adulie*, son sexe la met à
l'abri de tout examen. Elle a voulu suivre son
second père et son époux ; mais je ne souffri-
rai point que son zèle lui attire des chagrins.
Mahmud, je te conjure de la garder près de
toi, pendant que j'accompagnerai le respectable Jenner à la cour de ton scheick. »

Cette proposition fit couler les larmes
d'*Adulie*. Déjà elle se préparaît à combattre
la volonté de son époux, lorsqu'un des princi-
paux officiers du scheick se fit introduire en
présence de Mahmud.

« Mon père, dit-il, en le saluant avec respect, c'est par l'ordre exprès de Sidi-Nouman

que je parais ici. Apprends le sujet de ma venue.

» Au milieu de la joie qu'excite un festin prolongé, Sidi-Nouman s'est senti atteint de douleurs aiguës qu'aucun médicament n'a pu adoucir. Juge de notre effroi. Déjà redoutant l'effet d'un venin inconnu, nous nous sommes assurés de ses esclaves et de quelques-uns de ses officiers. Dans un des courts relâches que lui laisse le mal qui déforme ses traits, il s'est souvenu de toi. Vous autres Arabes, vous cultivez des sciences dont les Musulmans dédaignent de s'instruire. Suis-moi, viens lui rendre la santé. Tu sais quel prix il y attache; la récompense suivra de près ce service important. »

« Je ne demande rien, répond Mahmud en se levant, pour un bon office que prescrit l'humanité. Mais ne t'abuses pas; quels que soient mes soins, si *Azraïl* (6) couvre déjà le scheick de ses ailes, Mahmud verra ses efforts impuissans. Cependant je te suis. Permets seulement que cet étranger m'accompagne. Ses avis peuvent m'être utiles.

Quel est cet homme, demanda l'envoyé de Sidi-Nouman? »

» Un chrétien voyageur, répond aussitôt

Jenner, protégé dans ses courses par ce firman émané de la volonté de sa hautesse,
oui, de ton maître, qui est aussi celui de ton
scheick ».

Et Jenner présenta le firman.

A cette vue, le Musulman fléchit un genou.
Il parcourt l'écrit révéré, l'élève avec respect
au-dessus de se tête, le rend à Jenner, et
tous trois s'acheminent vers le palais du
scheick.

Le danger n'avait pas été exagéré. Ils le
trouvèrent en proie à d'affreuses convulsions,
luttant contre la mort, n'ayant de forces que
pour se débattre contre ceux qui cherchaient
à le contenir, ou à lui administrer des médi-
camens.

La seule inspectiou du malade suffisait pour
faire connaître à Jenner, ainsi qu'à Mahmud,
la vraie cause de la maladie, qui provenait
d'un excès d'intempérance; ils y apportèrent
les secours ordinaires. Quelques heures après,
les accidens diminuèrent, cessèrent peu à peu,
et le repos et la diète achevèrent la cure; mais
ce ne fut pas sans peine qu'ils parvinrent à faire
entendre qu'aucune cause accidentelle n'avait
produit cette maladie.

Dès que le scheick eut repris, avec ses forces

la connaissance du danger qu'il avait couru,
il voulut voir ses deux libérateurs. Chrétien,
dit-il à Jenner, en le faisant revêtir, ainsi que
Mahmud, d'une robe d'honneur (7), mon cœur
ne peut séparer les deux hommes auxquels je
suis redevable de la vie, et tous deux recevront
des marques de ma satisfaction. Mais on m'as-
sure que tu es venu apporter dans ces contrées
une recette contre l'un des plus grands maux
qui soient sur la terre. Je ne suis pas éloigné
de le croire. Je sais qu'en Europe on cultive
les sciences, qu'il y existe des hommes éclairés; et certainement notre grand prophète,
toujours attentif à la gloire de sa religion,
mais toujours équitable et clément envers les
infidèles qui n'ont pu encore entrevoir le
rayon salutaire de la foi musulmane, m'ordonne de ne rien négliger pour que, sur un
point aussi important que celui de la santé,
les Occidentaux reçoivent de nous encourage-
mens, protection et secours.

Parle, et me fais connaître quel est le spéci-
fique que tu emploies pour guérir le mal horrible dont mes sujets sont périodiquement
atteints.

Prince, dit Jenner, les moyens curatifs sont
dans la main de toute personne qui s'occupe

de l'art médical ; moi, moi seul ai découvert un préservatif contre ce destructeur de la beauté et des graces plus attrayantes encore que la beauté même. Tous les agrémens dont sans doute sont pourvues les houris (8) terrestres, destinées à tes plaisirs, seront conservés dans leur fraîcheur native ; et ce préservatif qui peut être administré par les *kadun* même, n'ayant besoin d'aucuns moyens préparatoires, la présence des médecins devient inutile.

Cela peut-il être ainsi, Mahmud, demanda Sidi-Nouman ? Es-tu certain de ce qu'avance cet étranger ?

Seigneur, répond Mahmud, en s'inclinant profondément, ce chrétien qu'aucun autre motif que celui de l'humanité bienveillante amène parmi nous, ne saurait vouloir nous en imposer. Il est accompagné de deux jeunes Arabes qui, initiés par lui dans l'art qu'il professe, se proposent de propager aussi cette doctrine nouvelle. Si parmi tes sultanes il en est quelques-unes que tu chérisses, que tu veuilles préserver de ce mal contagieux....

Hélas ! interrompit le scheick, ce fléau destructeur m'a ravi l'an dernier la belle Zuléma et le fils qu'elle m'avait donné. Pourquoi cet étranger n'a-t-il pas hâté sa venue en ces lieux ? O puissant Mahomet ! tu ne l'a pas permis : il faut adorer tes décrets.

Mais, Mahmud, non seulement ma loi s'oppose à mes murmures, elle répugne encore à ce que propose cet infidèle. Notre destin est buriné sur la table de lumière, et nous ne devons pas nous permettre la plus légère tentative pour nous y soustraire.

Cependant, reprit Jenner d'un ton modeste, mais ferme, le retour de ta santé prouve que le destin qui m'a conduit vers toi pour aider Mahmud à calmer tes souffrances, ne s'est point opposé à ta guérison. Pourquoi ton Dieu, qui est aussi le mien; car l'univers n'a qu'un seul maître, s'offenserait-il si tu acceptais le préservatif que je t'offre? S'il eut désapprouvé ma tentative, aurait-il permis que je parvinsse jusqu'à toi, à travers des flots en courroux, des déserts arrides, des montagnes de sable? Prince, il n'y a qu'un obstacle qui puisse anéantir mon projet, rendre nuls mes efforts; et cet obstacle, toi seul peut le franchir. Je ne veux te rien dissimuler, adopter mon préservatif, c'est rendre inutile l'art de la médecine, quant à la *variole*; et je dois craindre que les docteurs ne veuillent repousser une lumière qui les rendant moins nécessaires qu'ils ne le semblent maintenant, affaiblirait peu à peu la grande influence qu'ils ont sur la multitude. Partout l'exemple des grands fait loi.

Ainsi parla Jenner, et le scheick étonné de l'entendre s'exprimer ainsi dans un langage si nouveau pour lui, demeura longtems comme absorbé dans ses pensées. Enfin, s'adressant à Mahmud :

Je crois, lui dit-il, que ce chrétien qui reconnaît le Dieu de Mahomet, eût mérité de naître parmi les croyans. Son discours est sensé, il a su résoudre en un instant des questions que je me suis faites en plus d'une circonstance; il est seulement fâcheux qu'un bienfai t aussi important que celui du préservatif nous vienne d'un infidèle.

Au reste, je veux des preuves irréfragables; et pour n'être pas trompé, j'attacherai à la suite de cet étranger et de ses compagnons, six hommes sur la foi de qui je puisse compter. Ce sera en leur présence que se feront les essais. Si le succès répond aux promesses, il n'est pas d'honneurs et de récompenses auxquels ces savans ne doivent s'attendre; s'ils échouent, ils paieront de leur vie leur présomptueuse audace.

J'y consens, dit *Acbar*, et cependant j'ai des biens qui m'attachent à la vie : un père, une épouse!... Seigneur, tu peux disposer de moi.

Dès ce moment des ordres furent donnés pour que l'on suivît en tout lieu le philosophe et son élève.

La ville de *Saana* est grande et très-peuplée. On entrait dans la saison où la chaleur s'affaiblissant un peu, permet aux habitans d'aller respirer l'air balsamique de la campagne. Mais ce bienfait de la nature est balancé par le retour périodique de la *variole*. Elle s'annonça d'une manière si effrayante que Jenner ne voulut pas exposer son élève au danger de vacciner en ce moment aucun de ceux qui habitaient les maisons infestées de ce venin; mais il lui permit de porter des conseils et des secours partout où ils étaient appelés. Quant à lui, il se tint chez Mahmud, secondé par *Adulie :* il vaccina nombre de personnes dont la demeure située dans le nord de la ville, n'avait pas encore été atteinte.

Ces néophites, persuadés de l'excellence du préservatif, auraient sans peine consenti à braver le mal variolique, si Jenner le leur eût permis; mais la prudence le lui défendant, il ne pouvait attendre que du tems les preuves que l'on exigeait. Le hasard, ou plutôt Hygie elle-même, vint à son secours.

L'un des gardes attachés près de lui, assez bon musulman pour ajouter foi à la prédestination, mais pas assez pieux pour observer le précepte de l'abstinence, allait en secret chez un Israélite qui faisait le commerce des vins. Cette maison se trouvait du nombre de celles attaquées de la contagion. Le garde en devint victime. Ses compagnons effrayés l'abandonnent, et sans l'humanité de Mahmud, il serait resté sans secours. Jenner saisit cette occasion. Il place près de lui quelques vaccinés qui le soignent, qui le voyent expirer dans leurs bras, et lui rendent les derniers devoirs sans crainte, ainsi que sans périls. Alors les compagnons du défunt tombent aux pieds d'*Acbar*, pour en obtenir le bienfait du préservatif. Un grand nombre d'Arabes suivent cet exemple, et le scheick, que des rapports fidèles et journaliers ont disposé favorablement, appelle près de lui les médecins de *Sanaa*, quelques docteurs de la loi, et veut qu'en leur présence Jenner explique sa doctrine.

En tous lieux il existe des Mauwe, de ces envieux que la gloire d'autrui importune, et dont l'âme sordide n'est mue que par l'espoir d'opposer des obstacles à toutes découvertes qu'ils ne peuvent s'approprier.

Le Mauwe de Sanaa, présent au rapport fait au scheick, sur les avantages de la méthode de Jenner, témoin aussi du développement de sa doctrine, sent allumer en son cœur une rage d'autant plus violente qu'il veut la concentrer. Il ne hazarde aucune objection; il force même ses lèvres à prononcer quelques mots affectueux, que l'on serait tenté de prendre pour de l'approbation, mais qui ne sont, dans le fait, qu'une arme qu'il se ménage pour mieux assurer l'effet du coup qu'il médite.

Dès le lendemain, cet homme, accompagné de quelques-uns de ses collègues et de plusieurs dévots Musulmans qu'il a su attacher à sa cause, se présente devant le scheick ; et là, sans oser condamner la doctrine du docteur européen , sans chercher à la combattre, il prouva par divers passages du Coran, qu'il n'est aucun des avantages allégués qui puisse balancer l'infraction manifeste de la loi du divin prophête. C'est au nom de cette loi qu'il exige que le scheick défende aux vrais croyans l'usage de ce préservatif, qui, d'ailleurs, n'est sans doute qu'un prestige formé par l'ange de ténèbres, pour égarer les fidèles et les détourner de suivre les préceptes tracés par Mahomet, dictés par l'ange Gabriel. Il demande l'expulsion de Jenner et de son élève, en cas que le scheick soit assez faible pour ne leur pas infliger la peine capitale, due à des impies, qui, chassés sans doute de leur patrie, osaient attenter à la pureté des dogmes sacrés du divin prophète.

Seigneur, ajouta cet hypocrite, tremble de protéger ces infidèles. Souviens-toi qu'un jour il te faudra traverser le pont redoutable (9), et combien alors tu désireras de m'avoir écouté.

Ainsi s'exprima le méchant, et cette menace fit sur les assistans tout l'effet qu'il en avait attendu. Le scheick lui-même n'osa protéger les accusés ; et, malgré la reconnaissance qu'il devait à Jenner, il sembla disposé à l'abandonner à la vengeance de ses ennemis.

Tandis que l'homme bienfaisant, informé par ses gardes mêmes de ce qui se trame contre sa liberté, et peut-être contre sa vie, déplore, ainsi que Mahmud et ses deux jeunes élèves, l'aveuglement des Arabes et la méchanceté de l'envieux, le fanatisme peu satisfait de lui avoir suscité ce chagrin, fait retentir ses clameurs dans Constantinople et aussi jusques au Vatican.

Dans la capitale de l'empire du croissant, tout retentissait encore de la reconnaissance du bienfait de l'inoculation, dû à l'illustre ladi Montagu, et quelque courte qu'y eût été la résidence de Jenner, sa doctrine y avait pris faveur. Pour essayer de détruire l'œuvre de la raison, il fallut employer des ressorts puissans.

Depuis l'introduction de l'inoculation, chaque visir, chaque bacha, la faisait pratiquer dans son harem. Le sultan lui-même la permettait dans son sérail, et depuis ce tems, la mort ne s'y était plus montrée sous cette forme hideuse ; et cependant une jeune Odalique, dont la beauté enchanteresse rappelait celle de la célèbre Irène (10), avait eu le malheur plus terrible pour elle, d'être défigurée par l'effet de la variole *inoculée*. Reléguée dans le vieux sérail, oubliée du maître qui l'avait idolàtrée, objet d'horreur et de dégoût, elle y traînait en gémissant des jours dont le désespoir hâtait visiblement le terme.

L'arrivée de Jenner, et l'emploi de sa méthode, avaient donné des espérances, que le tems devait confirmer, et sans doute que la ville entière aurait adopté son préservatif, s'il eût pu et voulu capter, par de nombreux présens, les *dispensateurs* de la réputation.

Malgré cet obstacle, quelques apôtres du

bon sens avaient propagé cette doctrine , l'avaient substituée à celle de l'inoculation, comme étant infiniment préférable.

Informés des trames que l'on ourdissait contre la vaccine, craignant que le divan qui devait s'assembler à ce sujet, ne confondit les deux méthodes, faute d'instructions suffisantes, ils convinrent de s'adresser au muphti.

En fait de religion, et dans l'empire Ottoman, cette matière, toujours illimitée , s'étend ou se resserre, selon le degré de faveur dont ce chef de la religion musulmane jouit près du Sultan, ou bien selon que les grands croient avoir intérêt de le ménager.

Celui qui existait alors se trouva exempt de préjugés. Il avait aussi son harem. Ce harem , moins peuplé que le sérail du sultan, contenait plusieurs beautés auxquelles il rendait un culte assidu. Reconnaissant des plaisirs qu'il y savourait, il n'avait rien négligé pour en écarter l'horrible fléau de la *variole*.

Averti qu'il serait consulté sur ce point important qui divisait les membres du divan, il s'y prépara sans délai. Un esclave qu'il chérissait, et que sans doute Hygie elle-même avait placé près de lui, pût lui fornir les renseignemens dont il avait besoin, ayant été vacciné des mains de Jenner même, quelques années avant, lors de son séjour dans cette capitale.

On sait avec quelle pompe le souverain des Ottomans parait en public, lorsqu'il se rend à la mosquée de Sainte-Sophie, pour offrir ses hommages à l'Eternel. Chacun peut alors lui présenter des requêtes, avec assurance qu'elles seront lues et répondues sans délai.

Le jour choisi pour la tenue du divan, était aussi celui de la marche imposante du Grand-Seigneur. Tous les écrits qui lui furent présentés n'avaient qu'un seul objet : la Vaccine. Les mémoires rédigés contr'elle étaient nombreux. Par toute la terre la méchanceté est si active !

Avant de sortir de la Mosquée, le sultan, qui s'était entretenu quelques instans avec le Muphti, lui avait renouvelé l'ordre d'assister au divan, que lui-même voulait présider ; non point à couvert dans une tribune, et caché sous des voiles de pourpre, ainsi que cela est souvent d'usage, mais sur son trône, environné de tout l'éclat de la majesté souveraine.

L'instant arrive. Les grands officiers de l'empire se placent des deux côtés du trône, selon leur rang. Ils sont debout, les yeux baissés, et gardent un silence profond. Le muphti est introduit. Il reçoit de tous le salut repectueux que l'on doit à sa dignité, mais sans que, de part ni d'autre, un seul mot soit prononcé.

Enfin, la riche portière qui couvre une des issues lattérales de la salle est levée, et le sultan s'avance, précédé et suivi des officiers de l'intérieur. A cette vue, chacun se prosterne ; au seul muphti est accordé la prérogative de rester debout, les bras croisés modestement sur la poitrine, et le corps un peu incliné, en attitude de respect. Cette prérogative est bien imaginée. Le chef de la religion dominante de l'état doit être honoré, en tant qu'il n'abuse pas du pouvoir à lui confié.

La séance s'ouvrit par quelques mots que prononça le sultan. Les nombreux écrits pour et contre la vaccine, furent déposés sur le bureau, avec l'analyse du contenu de chacun d'eux.

Dans ces écrits, les deux doctrines (l'inoculation, ou variole artificielle et la vaccination), avaient été à dessein confondues. Les accidens résultans quelque fois de la plus ancienne, y étaient décrits avec l'acharnement de la passion , ils étaient attribués à la vaccine ; mais présentés de manière à intéresser l'essence de la religion.

Selon les dénonciations, ce n'était ni la faute de l'inoculateur, ni celle de la mauvaise disposition des sujets qui avait rendu l'effet plus ou moins désastreux, mais un juste châtiment infligé par le prophête contre ceux qui avaient transgressé sa loi, en méprisant le dogme sacré de la prédestination. Ce n'était pas même à ce châtiment terrestre que s'arrêterait la colère de Mahomet, en cas d'une persistance coupable. L'entrée du paradis serait interdite aux rebelles. Livrés à des supplices cruels, dont le sentiment de la gloire des élus, ferait partie, ils déploreraient trop tard leur funeste aveuglement.

A l'ouie de ces menaces, tous ceux qui composent le divan sont saisis d'une terreur soudaine. Tous les yeux se tournent vers le muphti; et si la présence d'un maître redouté n'eût contenu, réprimé le premier élan de la crainte, le fanatisme eût remporté sur la raison une victoire complète.

Le vizir Azem ayant, par ordre de son souverain, invité le muphti à déclarer son opinion, ce chef de la religion musulmane parla en ces termes :

« Gloire à Dieu! louange à Mahomet son ami et son envoyé! car c'est lui qui nous a ouvert la voie du salut, en nous indiquant le sentier de la vérité.

» Louanges et honneur soient aussi rendues à notre invincible et sublime sultan, établi par

Je prophète, pour régir le vaste empire du Croissant, lui dont la main puissante relève ou abat les nations qui l'environnent, protège les opprimés, fait sentir aux méchans le tranchant de son glaive, et devient, par l'observance de la loi, sur cette terre de passage, l'image vivante du prophète.

» Appelé par la volonté de ce prince, et admis en sa présence pour donner notre opinion sur un point de dogme d'où semble dépendre la vie et le bonheur de plusieurs milliers de ses sujets ; consulté sur l'opposition alléguée des deux doctrines nouvelles, avec notre foi, nous, le serviteur de Dieu, inspiré par le divin esprit du prophète, nous prononçons :

» Qu'après la confiance et l'abnégation absolue que tout fidèle Musulman doit professer pour sa loi sainte, il n'est point de moyens plus légitimes que d'implorer contre les maux dont la race du sultan Adam est attaquée, le secours de ceux à qui l'étude, aidée des lumières d'en-haut, a donné le pouvoir de guérir les maux, d'en affaiblir les dangers, ou d'en préserver les générations.

» La méthode proposée par un insulaire (le docteur Jenner) paraît offrir cet heureux résultat : sous ce rapport, on doit la regarder comme la perfection de l'inoculation qui l'a devancée parmi nous, et qui nous fut apportée par une illustre étrangère, compatriote de ce Jenner et son précurseur.

» Mahomet!... (à ce nom les anges rebelles frémissent de fureur), Mahomet n'a, en aucun chapitre de son livre divin, condamné les recours à des moyens purement humains pour prolonger la vie des enfans d'Adam. Lui-même, pendant le court pélerinage qu'il voulut faire sur cette terre périssable, n'a point dédaigné ces moyens; comment donc se peut-il que de simples mortels, des atômes qu'un souffle peut anéantir, se révoltent contre le bienfait de la santé, contre un préservatif dont l'effet, fût-il démontré nul, ne pouvait altérer les organes de la vie?

» Tout ce qui ne peut avoir d'effet nuisible doit être tenté. C'est ainsi que l'on peut remplir le but prescrit par l'ordonnateur suprême, en permettant que des hommes sur lesquels un rayon de science est descendue, ferment sous nos pas la tombe déjà entr'ouverte.

» Que la vaccine ne soit pas rejetée de cet empire, avant que l'expérience, la longue expérience, l'école des hommes, n'ait confirmé ses vertus, ou détruit la confiance qu'elle inspire; mais il faut aussi que l'insertion du *cowpox* soit confiée à des yeux, à des mains exercées, qui ne l'administrent point sans s'être assurés de toute sa pureté native. Louanges au Dieu dont Mahomet est le prophète ! »

Tel fut le discours du muphti, consigné depuis dans un fetfa authentique.

Tandis que dans le divan la raison et la vérité l'emportent sur les vains efforts du fanatisme, un autre point de l'horison s'obscurcit.

A Rome, jadis domination de l'univers connu, et frappée depuis et pendant tant de siècles d'une inertie morale ; à Rome, les suppôts de l'odieux fanatisme venaient de dénoncer Jenner et sa doctrine.

Toutes armes deviennent dangereuses dans des mains perfides. La décision prudente de la Sorbonne leur en fournit une qu'ils surent employer, en distillant le venin sur son contenu. Ils ont eu soin de rappeler au souverain pontife des chrétiens quelques délits antiques (car c'est ainsi qu'ils ont travesti la noble résistance que cette respectable société a su opposer dans toutes les circonstances aux prétentions ultramontaines), et se sont efforcés de l'animer contre la vaccine, en reproduisant les fausses allégations employées déjà par le fanatisme devant le trône de l'Eternel.

Celui que se sont peu à peu créé les pontifes de Rome ne fut point à l'abri de la séduction. D'ailleurs, un bruit venait de se répandre.

Parmi les bienfaits innombrables du souverain régénérateur de l'Empire Français, on énonçait déjà la protection accordée à la vaccine. Ce fait bien constaté allarma plusieurs des membres du sacré collége. Un consistoire secret est convoqué, on y fait lecture des écrits de Mauwe et de ses partisans, on déplore l'aveuglement des *novateurs*, on injurie le comité *vaccinien*, on calomnie ses intentions, et tous les raisonnemens que l'on emploie pour discréditer Jenner et sa doctrine sont terminés par l'annonce de la faveur obtenue à Constantinople. Comment faire cause commune avec les sectateurs de l'impie Mahomet ?

Vainement quelques voix s'élèvent en faveur du *cowpox ;* il est proscrit sans retour, et Jenner, le philantrope Jenner déclaré l'un des émissaires de *Lucifer.*

Ainsi et pis encore avait été traité *Galilée.*

Fin du livre troisième.

LE TRIOMPHE
DE LA VACCINE.

LIVRE QUATRIÈME ET DERNIER.

Cᴇ Jenner proscrit à Rome sans avoit été entendu, proscrit dans l'Inde, témoin de ses succès, et en raison de ces mêmes succès, eût recours à l'auteur de toute justice. Son cœur s'élance vers lui ; et bientôt résigné au sort qu'il lui faudra subir, le calme renaît dans son esprit et dans son cœur. Lorsque le cours de ses pensées lui rappèle sa patrie, c'est pour se féliciter d'y avoir laissé son fils. Quelles angoisses horribles l'eussent assiégé, si cette partie de lui-même eût partagé les outrages qu'il prévoit !

« Au moins, pensait-il, je ne mourrai pas tout entier, et peut-être qu'un jour quelques-uns de mes compatriotes, conduits dans ces parages par l'intérêt commercial, informés de ma triste fin, en feront part à mon fils, à mes amis ; tous m'accorderont les larmes de la compassion. Oh ! oui, sans doute ; et chaque fois qu'un vacciné sortira triomphant du milieu de la contagion, la mémoire de Jenner sera bénie.

» Hélas ! que ne m'a-t-il été permis de passer en Chine. Le grand Lama du Thibet n'aurait point perdu la vie (1) , et des milliers de victimes eussent été arrachées à une mort certaine.

Telles étaient les réflexions et les vœux de Jenner dans les heures solitaires de la nuit, lorsqu'il lui était permis de concentrer ses idées sur ce qui lui était personnel ; mais lorsque dès l'aube du jour ses jeunes élèves , suivis de Mahmud, venaient lui présenter le repas du matin, la vue d'amis si chers affaiblissait son courage. Il ne pouvait répondre à leur salut amical sans que des larmes ne vinssent humecter ses paupières enflammées par l'insomnie : l'effort qu'il faisait pour les retenir où les disperser, n'était pas toujours heureux ; et lors même qu'il y parvenait, elles retombaient sur son cœur vivement angoissé.

Mahmud, trop bien informé de l'obsession où l'on tenait le scheick , afin d'en arracher quelque ordre sanguinaire , Mahmud était dans de continuelles allarmes que partageait l'honnête Mouzaffer ; et ses réflexions jetaient *Acbar* et l'intéressante *Adulie* dans l'agonie du désespoir.

Depuis quelques jours la maison de Mahmud était entourée d'une garde vigilante et

nombreuse, ce qui ôtait jusqu'à l'idée de fuir.
Et d'ailleurs où aller ? Quel asile autre que le
désert, et comment y arriver, dénué de toutes
commodités et même des choses les plus nécessaires ?

Incapables de se contraindre, Mahmud ajou-
tait par sa désolation à la douleur de ses amis,
lorsque le confident du scheick paraît, et sans
prononcer un mot, prend Mahmud et Jenner
par la main, fait signe aux jeunes gens de les
suivre, traverse avec eux la cohorte des gardes
livrés à un assoupissement général, dirige ses pas
vers une petite plaine ombragée de cèdres, de
palmiers et de cocotiers. Là sont quelques chameaux et un conducteur. L'officier du scheick
s'arrête, fait un signal et s'éloigne de quelques
pas.

A sa place paraît un homme dont un ample
turban voile une partie de la figure.

« Mes amis, mes bienfaiteurs, dit l'inconnu
à la troupe étonnée, reconnaissez en moi Sidi-
Nouman. Je viens acquitter la dette de la reconnaissance ; vos secours m'ont rendu la vie,
la votre doit en être la récompence. Tout puissant en ces lieux, selon l'apparence, mais dans
la réalité entouré d'espions salariés par des ennemis secrets que m'a attiré la faveur passagère du sultan, auxquels se sont joint ceux de

ce chrétien (montrant Jenner), j'ai dû pour ses intérêts , ainsi que pour les miens , paraître céder aux représentat'ons qui m'ont été faites. Ce matin même on a tenu conseil à votre sujet, et la peine de mort a été prononcée contre chacun de vous. La sentence est signée et doit être exécutée demain au point du jour. Ne pouvant m'opposer à cette injustice sans m'exposer moi-même au fatal cordon, j'ai eu recours à la ruse. La main qui a signé l'ordre cruel de vous effacer du nombre des vivans, a signé aussi celui que j'ai remis à Mouzaffer. je lui enjoins de conduire à *Anna* quatre jeunes esclaves, dont je fait présent à l'émir de cette partie de l'Arabie.

» Pour arriver à *Anna*, il faut traverser le bourg où demeurent les parens d'*Acbar*. La petit caravane s'y arrêtera. De cet endroit le chrétien et son conducteur trouveront aisément le moyen d'aller jusqu'à la grande-mer, où l'un des vaisseaux européens qui surgissent dans ces ports, les recevra sur son bord.

» Ai-je besoin d'ajouter que tous quatre vous semblez être les esclaves dont je veux enrichir le harem de l'émir d'*Anna*? En vous faisant voyager de la sorte je vous mets à l'abri de tout événement facheux, puisqu'il n'y a point de musulman ni d'arabe qui ose tenter de soulever le rideau des *Cajavahs* (2) dans lesquels vous serez transportés. Recevez mon adieu. Gloire à Allah, et louange au prophète qui m'a inspiré cette pensée !

Ainsi parla Sidi-Nouman, et serrant la main de Mahmud et celle de Jenner, il les obligea de se placer dans un des *Cajavahs*, *Acbar* et *Adulie* se placèrent également dans un autre, et le scheick ayant fermé de sa main les rideaux protecteurs, s'éloigna promptement.

Pendant que Mouzaffer suivait la route dont l'itinéraire lui avait été indiqué, les voyageurs surpris de cet événement s'en entretenaient, rendant grâces au ciel d'une faveur si inattendue, désirant connaître par quel mouvement de générosité le scheick s'était porté à les servir ainsi.

Lorsque la chaleur excessive du midi eut rendu la route impraticable, même pour les indigènes, Mouzaffer dirigea la marche des chameaux vers des buissons épais d'aloës, qui formaient près de là un agréable ombrage. On tendit à la hâte une espèce de pavillon sous lequel se réfugièrent les *prétendus esclaves*, et l'on y porta une portion des vivres dont le troisième chameau était chargé ; c'étaient des alimens préparés avec soin pour le tems du voyage, et une quantité de fruits excellens.

Dans l'un des paniers qui les contenaient, Mouzaffer trouva quelques lignes tracées sur une feuille de papyrus ; il la présenta à Mahmud, elle contenait ces mots :

« Que trois des voyageurs , accompagnés de l'ange protecteur, que chacun d'eux a reçu pour gardien , retournent tranquillement dans leur patrie , chargés des bénédictions d'Allah. Quant à Mahmud dont *Sanaa* ne peut être le séjour, il fera bien de fixer son séjour près des jeunes gens qu'il a protégés. Les présens qui accompagnent ce dernier adieu doivent être partagés également entre Mahmud et ses trois amis. Mouzaffer qui a reçu sa récompense, est maintenant libre d'informer les voyageurs des mesures prises pour leur sûreté ; cependant , qu'ils continuent sans interruption leur voyage jusqu'au bourg d'*Ischu* ».

Cette attention généreuse toucha Jenner jusqu'aux larmes ; Mahmud non moins reconnaissant promit de suivre la volonté du scheick ,. en s'établissant près d'*Acbar.*

Mouzaffer , interrogé par eux, leur apprit que Sidi-Nouman n'avait pu exécuter le projet de leur rendre la liberté sans s'exposer lui-même , qu'en substituant à leur place des criminels revêtus de leurs habits, et à qui les muets avaient ôté le pouvoir de détromper cette garde, en qui le sommeil léthargique ne laisserait point le désir de vérifier la différence qui pourrait exister entre ces malheureux et ceux qu'ils représenteraient.

Et parce que le scheiek a craint, ajouta Mouzaffer, que le moyen employé par lui, tout salutaire qu'il vous soit, ne portât dans vos cœurs une tristesse amère, et n'élevât dans vos esprits une opinion qui lui soit défavorable, il m'a ordonné de vous certifier que le supplice infligé à ces criminels était pour eux un bienfait, parce qu'il les sauvait d'un autre bien plus douloureux.

Après cette explication qui soulagea infiniment Jenner et ses compagnons, Mouzaffer obtint qu'on jetât un coup-d'œil sur le contenu des ballots. Les riches marchandises et les raretés qu'ils renfermaient n'éblouirent point le philosophe, qui s'écria : De tout ceci je n'accepte que cette caisse (l'étiquette annonçait des parfums et ce baume précieux qui porte le nom de la Mecque); le surplus de ce qui m'est destiné, doit appartenir à Mahmud, pour l'indemniser de la perte que lui a fait éprouver l'hospitalité dont il a usé envers nous; je le prie seulement de récompenser en mon nom Mouzaffer, dont les services me seront encore utiles jusqu'à mon embarquement ; j'espère qu'il m'accompagnera jusqu'à Dabul (2).

Et bien plus loin encore si tu l'exiges, s'écria Mouzaffer !

Non, répondit Jenner, je ne veux plus risquer d'entraîner personne dans aucun des accidens qui, peut-être, m'arriveront encore.

Le trajet fut long et pénible, en raison des précautions que l'on était forcé de prendre pour la sûreté des voyageurs ; enfin, on atteignit la bourgade d'*Ischu*, où les parens d'*Acbar* et d'*Adulie* languissaient dans l'attente bien incertaine de revoir leurs enfans.

Jenner fut reçu de tous les habitans, comme l'eût été Hygie même si elle eût daigné leur apparaître. Ces créatures simples et bonnes désiraient qu'il se fixât dans la contrée, et ce ne fut qu'en secret que l'on fit les préparatifs de son départ ; le tems de la nuit fut choisi pour se mettre en route, et l'on ne tentera point de décrire la tendresse des adieux réitérés des quatre amis. Une séparation éternelle, aucun espoir de l'adoucir par le charme d'une correspondance à laquelle chacun d'eux eût attaché une partie de son bonheur ; ah ! c'en est trop pour des cœurs sensibles.

Nous nous reverrons un jour dans un monde meilleur, dit Jenner, en s'efforçant de ras-

surer sa voix. O mes amis, au-delà, bien au-
delà de ces nuages que vous contemplez avec
respect, est le trône du dieu de Mahmud, du
vôtre et aussi du mien ; c'est là qu'est le séjour de l'éternelle paix , et la pureté de vos
cœurs doit vous y faire admettre.

Jenner et Mouzaffer atteignirent Dabul.

Cette ville, autrefois l'une des principales
du royaume de Visapour , quoique déchue
de son ancienne splendeur, a cependant un
comptoir anglais ; sa proximité de Cambaïe (3),
la rivière navigable qui coule à ses portes , fa-
cilitant le transport des marchandises , elle
est considérée comme un lieu d'entrepôt.

Ce fut à Dabul que Jenner congédia Mouzaffer. La saison favorable aux embarcations
n'étant pas encore arrivée, Jenner eut occasion d'exercer sa bienfaisance philantropique.

Reçu par le directeur de la factorerie avec
tous les égards dûs à un compatriote de ce
mérite, le pontife d'Hygie eut lieu de déployer
la vaste étendue de ses connaissances. L'amabilité de son caractère, le don de la persuasion
accordé si rarement à de simples mortels, le
firent écouter avec respect ; et le directeur ,
homme d'un sens droit, conçut l'espoir d'éloigner de sa nombreuse famille le fléau qui ,
l'ayant atteint dans sa première enfance , lui

avait dès-lors ravi les agrémens de la figure.
Son épouse, jeune encore, quatre enfans dans
l'âge le plus tendre, furent vaccinés avec succès ; et ce fut pour eux un bonheur, puisque,
peu après, l'épidémie s'annonça d'une manière
si formidable, que la ville de Dabul offrit en
peu de jours l'image d'une vaste et triste soli-
tude. Il n'y resta que ceux qui, ayant autrefois
éprouvé le fléau de la *variole*, consentirent à
se dévouer aux soins rebutans et pénibles
qu'exigent les malades dans une contrée où
l'excessive chaleur accroît le danger d'une inoculation naturelle.

Ah ! combien alors Jenner eut lieu de re-
gretter l'absence de l'infatigable *Acbar* et de
la courageuse *Adulie !* Mais aussi combien le
directeur de la compagnie anglaise eut-il à
s'applaudir de n'avoir pas rejeté le bienfait de
la vaccine !

Ceux d'entre les habitans de Dabul qui n'a-
vaient point de maisons de plaisance, s'étaient
enfuis à Cambaïe : et de là, observateurs im-
partiaux de ce qu'aura produit la méthode de
Jenner, et aussi des soins qu'il donnait aux
variolés, ils attendaient que l'air désinfecté par
les fumigations aromatiques réitérées plusieurs
fois le jour, leur permit de rentrer dans leurs
foyers.

Dès que la prudence le leur eut permis, le philosophe fut par eux supplié d'étendre le bienfait de la vaccine jusque sur leurs esclaves. Non-seulement il y consentit, mais il engagea plusieurs personnes des deux sexes à se rendre capables de lui succéder dans l'emploi qu'il ne pourrait long-tems exercer parmi eux. Il ne dédaigna point d'admettre parmi ses élèves quelques esclaves en qui il avait reconnu assez d'intelligence pour comprendre ses leçons, et les pratiquer avec exactitude.

La nature, inégale en ses dons, a refusé au beau ciel de cette partie de l'Inde, ainsi qu'à la France, le *vaccin animalique*. Les *Io* de ces contrées n'offrent en aucun tems le bouton salutaire que l'on remarque sur celles de la Grande-Bretagne, et sur-tout au comté de Glocester. C'est donc du vaccin humain seul que l'on peut tirer la matière *vaccinale*; c'est donc à la qualité de ce ferment que l'on doit s'attacher; et quoique, par des exemples nombreux, on se soit assuré que cette matière prise sur des sujets atteints dans le sein maternel du virus de la *grande variole* n'a point fourni de résultats sinistres, il semble prudent d'observer scrupuleusement l'état de santé des enfans dont on veut se procurer le ferment. Jenner recommandait aussi d'enlever ce ferment, ou cette matière, au point fixe de sa maturité, et de l'employer fraîche, autant que cela devient possible.

L'impéritie, la négligence ont quelquefois fourni des armes aux adversaires de la vaccine, et ralenti les progrès qu'elle aurait dû faire en nos climats dès sa découverte.

Tels étaient les principes de Jenner et ses préceptes. Ah! que d'actions de grâces il eût rendu à la déesse Hygie, s'il eût pu prévoir dès-lors le sort de la vaccine!

Quoique le désir de retourner dans sa patrie, de serrer contre son cœur ce fils dont la prudence l'avait séparé, soit devenu bien vif, il put résister aux pressantes sollicitations des gouverneurs de Cambaïe et de Dabul, qui le retinrent parmi eux deux années entières.

Enfin, il lui est permis de s'embarquer sur un vaisseau de la compagnie, dont le commandant était devenu son admirateur et son ami.

La plus grande partie du trajet était faite; il semblait qu'Hygie eut pris un soin particulier de l'équipage qui jouissait d'une santé parfaite, et que les vents dociles à ses ordres s'accordassent pour favoriser la navigation, lorsque l'on fut surpris d'un de ces calmes aussi redou-

tés des marins que l'est la tempête dont souvent ils sont les précurseurs.

Tandis que les passagers qui, dans ce calme,
ne voyaient que l'ennui d'une prolongation sur
laquelle ils n'avaient pas compté, le commandant, le pilote et quelques vieux matelots con-
cevaient de vives inquiétudes.

Mon cher compatriote, dit le premier à
Jenner, qui ayant donné divers ordres extraor-
dinaires, désirait en connaître le motif, nous
devons nous attendre à une bourasque des plus
violentes, heureux si les précautions que je
viens de prendre suffisent pour amoindrir le
danger !

En effet, peu après l'exécution des ordres
donnés par le commandant, les ondes si longtems paisibles se soulèvent ; des lames d'un
volume énorme, et dont la hauteur surpasse
la plus élevée des montagnes de Galles, s'élan-
cent dans les airs, retombent avec fracas sur
le tillac, se précipitent dans l'entre-pont et le
remplissent, tandis que d'autres vagues battent
le vaisseau avec furie.

On a recours aux pompes ; mais ce qu'elles
rejettent est presqu'aussitôt remplacé par une
pluie si épaisse, que le tradail déjà peu fruc-
tueux devient impossible. Cependant, que ne

peut le courage aidé de la prudence? Dès que l'on a pu s'assurer que cet accident ne provient d'aucune gerçures au corps du vaisseau, on reprend un peu d'espoir ; mais en attendant que par le jeu des pompes on puisse se délivrer de ce déluge, il faut pour le salut commun, décharger le vaisseau d'une partie de sa cargaison.

A cette proposition un cri unanime s'élève. Aucun passager ne veut consentir à ce sacrifice. Les malheureux ! ils conservent leur richesses et ne s'apperçoivent pas que déjà la vie leur échappe.

Cependant l'ouragan devient une tempête formidable. Les vents sont tous déchaînés, la pluie s'accroit encore, le tonnerre s'y joint, et tous ces bruits divers ne laissent plus entendre le commandement.

Jouets des flots et des élémens conjurés, le vaisseau cède à toutes les impulsions. Le jour entier s'est ainsi écoulé et l'approche de la nuit porte la terreur au comble. C'est alors que l'on reconnaît, mais trop tard, l'imprudence d'avoir conservé ces caisses, ces ballots, qui poussés et ramenés subitement de l'un à l'autre bout, contribuent à gêner le peu de manœuvres que l'on ose tenter.

Pendant ce jour affreux et cette nuit plus horrible encore, Jenner, dont l'ame bienfaisante et pure est toujours en présence de la divinité, Jenner a partagé ses provisions entre quelques passagers moins courageux que lui et l'enfant du commandant, âgé de six ans; n'osant le laisser dans son hamac pendant ce bouleversement général, il le tient dans ses bras,et l'y serre avec une tendresse parternelle.

Cependant, au retour de l'aurore, la tempête semble perdre de sa force. La vague bondissante vient encore mugir contre le vaisseau , mais il semblerait à l'impuissance de ses efforts qu'un pouvoir invisible l'en repousse , et la force de porter au loin les restes de sa fureur. Le tonnerre a cessé de se faire entendre, l'air se calme, redevient serain, et si le désordre qui règne dans toutes les parties du vaisseau n'attestait la réalité du danger, on serait tenté de croire n'avoir fait qu'un pénible songe. Mais les mats fracassés,les voiles déchirées, et d'autres avaries ne permettent point de conserver cette douce idée; l'état déplorable où l'on se trouve, exige que, sans égards pour les fatigues souffertes , on se livre au travail le plus urgent.

Un besoin aussi impérieux se fait alors sentir. C'est l'inexorable faim. On s'empresse d'y pourvoir. Des alimens sont apportés et distribués ; on se jette dessus avec avidité, on les dévore, et la joie brillante d'une délivrance que l'on croit miraculeuse, succède aux clameurs qui n'aguères se mêlaient au fracas des élémens. Calme trompeur ! sécurité perfide.

L'empressement que l'on a eu de réparer les forces épuisées, a fait négliger les précautions prescrites en mer. Une imprudence commise dans la cale, ou peut-être aussi le balancement trop fort encore du vaisseau, a fait échapper une étincelle qui, s'étant portée sur la futaille d'où l'on venait de tirer cette liqueur si chère aux marins, y mit le feu, et le même instant vit éclore et propager un incendie, rendu plus formidable encore par la crainte puérile d'encourir le châtiment dû à l'imprévoyance.

Au lieu d'appeler du secours, le malheureux auteur de ce désastre s'efforce d'éteindre le feu, en jetant sur la flamme de l'eau et du sable. Croyant y être parvenu, il remonte et garde un silence coupable.

Pendant que les charpentiers un peu restaurés s'appliquent à redresser les mats, et que ceux qui ne sont pas nécessaires à la manœuvre, se livrent au repos, on entend un cri terrible auquel nul autre cri ne peut être comparé : au feu ! à la cale ! au feu !

L'alarme se répand ; on accourt et l'on se précipite vers l'endroit désigné ; mais on est repoussé par une fumée suffoquante. Le courageux commandant y pénètre néanmoins, et c'est pour être convaincu qu'il reste peu d'espoir de salut. Aussitôt la chaloupe attachée au vaisseau est mise en mer, et le canot resté sur le tillac est rempli d'eau que l'on verse dans la cale. Hélas ! bientôt l'insuffisance des secours est reconnue, et nul autre espoir ne reste que de se jetter dans la chaloupe, sans avoir même le tems de la munir des agrets convenables, ainsi que de provisions suffisantes.

Dans cette effroyable extrémité, le commandant qui craint, avec raison que le feu ne s'étende jusques aux poudres, prend soin de sauver les passagers et sur tous autres, Jenner.

« Un devoir cruel, mais juste, lui dit-il, m'ordonne d'attendre ici la mort ; mais il ne me défend pas de sauver celui qui va devenir l'unique protecteur de mon fils. O Jenner ! reçois ce gage précieux et t'éloigne avec lui sous la garde de la providence.

» Je t'entens, répond Jenner, en se saisissant de l'enfant, et se laissant couler dans la chaloupe déjà encombrée d'infortunés ; » Aussitôt le cable est coupé, la seule voile qu'on ait pu attacher est déployée, et l'on s'éloigna à force de rames. C'était le dernier ordre donné par le commandant ; mais quelques efforts que l'on fasse, on ne peut éviter que le plus affreux des spectacles ne frappe et n'afflige les cœurs.

Un cri horrible est apporté par les vents. On voit le vaisseau bondir sur les ondes, se fracasser et ses débris élancés jusques aux nuages retomber çà et là, ainsi que les membres déchirés d'une trentaine de victimes.

Dieu! Dieu! c'en est donc fait.... s'écrie Jenner. L'orphelin que je serre contre ce cœur palpitant, est tout ce qui reste de mon ami! ah! puisse m'être accordé le pouvoir de sauver ce reste précieux!

Pendant que le sensible et vertueux Jenner se livre à sa douleur, le lieutenant qui l'avait fait placer dans la cabine, se fait rendre compte de la quantité des vivres que l'on avait apportés. Il reconnait avec angoise que, sans une protection spéciale de la Providence, trente-cinq personnes ne pourront résister longtems avec vingt livres de biscuit, quelque peu de salaison, et une jarre d'eau saumâtre pour toute boisson.

Tous ses soins se portent vers la terre dont il ne se croit pas éloigné, mais sans boussole, sans instrumens, comment se diriger vers ce point unique du salut commun? il a recours à

Jenner et, par son conseil, il trace sur une planche la route qu'il croit être la meilleure à suivre. Les astres le guident dans sa course, et la protectrice de Jenner envoie à ces infortunés un secours sans lequel il auraient infaillibl.-ment péri. Une pluie abondante descend pour ainsi dire sur eux. On détache la voile et l'on possède ; enfin on parvient à se procurer de la boisson pour plusieurs jours.

Ce raffraichissement rend le courage aux plus abattus. On reprend la rame avec ardeur, et tour à tour, sans que l'âge ou la faiblesse serve de prétexte pour s'en dispenser. Jenner est le seul dont on refuse ce bon office, car c'est à sa présence que l'on attribue le secours inattendu de la pluie bienfesante, dont la durée qui eut été incommode, n'a pas excédé le besoin.

Enfin le onzième jour de cette pénible navigation, on se sent entraîner par un courant rapide vers une plage inconnue, dont la proxi-mité est annoncée par des Goëmons (4).

Un cri d'allégresse se fait entendre ; mais le prudent lieutenant veut qu'avant de se livrer entièrement à ce courant, on jette la sonde, elle est jettée, et l'on trouve du fond. On s'abandonne davantage au courant, et l'on apper-çoit une baie défendue en quelque sorte par des rocs à fleur d'eau, et par un brisan très-fort.

Il faut continuer la route , ou courir le risque de se perdre parmi les écueils, avant d'arriver à la terre qu'à peine les yeux peuvent ils appercevoir dans le fond de la baie.

On tient conseil, et l'avis unanime est de louvoyer jusques au *saut du vent.*

Une journée entière s'écoule dans cette manœuvre; mais enfin le vent changea et poussa la chaloupe jusqu'au fond de la baie , sans qu'aucun écueil l'endommagea.

On approche du rivage , les plus forts d'entre les passagers se jettent à l'eau, amarent la chaloupe et aident leurs compagnons à descendre sur cette rive inconnue , mais ardamment desirée.

Dix hommes restent à la garde de la garde de la chaloupe; le surplus s'avance dans l'île qui semble déserte , et n'offre à l'œil que des bruyères et quelques cocotiers qui sont aussitôt dépouillés de leurs fruits.

Un grand feu est allumé , et tandis que l'on s'arrange à l'entour, Jenner qui a confié l'enfant de son malheureux ami à la garde du compatissant lieutenant , parcourt le rivage, tant pour essayer de reconnaître la situation , que pour se livrer en liberté à ses réflexions douloureuses.

En suivant les sinuosités qui se présentent

il apperçoit au pied d'une roche plusieurs tortües immobiles sur le sable, il en prend une, l'apporte à ses compagnons, qui courent se saisir des autres. Quel délicieux repas pour ces infortunés ! Déjà l'on se dispose à prendre quelques heures de repos sans négliger les précautions que suggère la prudence, lorsque le bruit éloigné de la marche de plusieurs personnes répand l'alarme parmi la troupe de Jenner. On est sans armes, on est affaibli par une longue abstinence et des privations de tous genres, que faire en cet état et sans armes ? fuir, c'est ce livrer à une mort presque certaine par le défaut de vivres. Affronter le péril, c'est mériter d'en être atteint.

Au milieu de cette incertitude, un des matelots dont la vue perçante et sûre avait plus d'une fois été utile à ses compagnons, s'écoule vers un monticule, et observe les arrivans. Il les apperçoit se promener lentement et sans précaution ; il distingue qu'ils sont vêtus à l'européenne et armés de fusils.

Jenner à qui on fait ce rapport, pense que de quelque nation que soient ces hommes, ils auront compassion de la détresse de leurs semblables ; mais comme le nombre des malheureux est considérable, on pense qu'il est à

propos de le dissimuler, afin de ne point alar-
mer les étrangers.

C'est Jenner et l'un des passagers que l'on
députe vers eux. Ils marchent à leur rencontre,
et bientôt ils ont la joie de les reconnaître pour
Anglais. Alors toute crainte disparaît, le philosophe les aborde, et raconte en peu de mots
l'horrible événement qui les a réduits à descendre dans cette île.

Le chef de cette petite troupe écoute ce récit
avec intérêt, et se félicite du pouvoir qu'il a
de mettre un terme à tant de maux. Trois na-
vires marchands revenaient des Indes, chargés
des riches productions de ce pays. Nulle tempête ne les avait assaillis ; mais ce mal si
commun en mer, et si dangereux, s'étant glissé
parmi eux, les avaient contraints de relâcher
dans cette île, où ils étaient depuis dix jours,
et où ils devaient rester jusqu'à la guérison de
leurs malades.

On peut aisément concevoir quelle joie la
présence de ces hommes obligeans inspira aux
compagnons de Jenner. L'offre de les conduire sur-le-champ aux vaisseaux, ou de leur
accorder l'usage de plusieurs tentes, s'ils le
préféraient, fut reçu avec reconnaissance. Ils
tinrent conseil, et presque tous, encore émus
des risques qu'ils avaient courus, et dans la

crainte puérile d'être abandonnés, du moins en partie, sur cette terre inculte, demandèrent à être reçus dans les vaisseaux : ce qui eut lieu le même soir. Quant à Jenner, à son pupille et au lieutenant, ils furent partager la tente de l'obligeant capitaine, qui les présenta à ses collègues.

Dès que les malades furent rétablis, on remit à la voile, et quinze jours après on eut le plaisir de surgir au bord de la Tamise.

Ah ! s'écria Jenner, en foulant avec délices le sol de sa chère patrie, mes vœux seraient comblés si je pouvais remettre cet enfant dans les bras de son père !

En voyant le bord du fleuve couvert de groupes formés par les parens, les amis des marins qui l'avaient secouru, une larme d'attendrissement s'échappa des yeux de Jenner et sillonna ses joues vénérables. Qu'ils sont heureux, disait-il, ceux qui, de retour d'un long voyage, se voient ainsi prévenus par les objets de leur affection ! Un bonheur semblable ne me sera pas accordé. Plaise au Ciel que je retrouve en mon fils cette tendresse qui éclatte dans les embrassemens que je vois donner et recevoir !

Ces derniers mots prononcés à demi-voix sont à peine échappés de ses lèvres qu'il se sent pressé dans les bras d'une femme aimable., tandis qu'à ses genoux un jeune homme en uniforme, et de la figure la plus intéressante, le supplie de le bénir.

Jenner, incertain, éperdu, promène ses regards sur ces deux personnes. L'une est Miranda, il la reconnaît; mais l'autre, mais cet adolescent..... Le nom sacré de père est prononcé par lui.... c'est son fils, c'est son bien aimé William !

« O Providence, s'écrie-t-il, en tombant aussi à genoux, et serrant dans cette posture cet enfant si cher à son cœur : Providence ! je te bénis.

C'est tout ce que sa profonde émotion lui permet d'articuler; mais Miranda l'a nommé, et l'on voit s'empresser autour de lui tous ceux que d'autres intérêts en avaient écartés. On l'environne, on le conduit, ou plutôt on le porte dans une maison peu éloignée que la foule a bientôt remplie. Il faut que cette foule le voie, l'examine à son gré, et qu'il réponde aux acclamations de ceux qui ne cessent de le bénir.

Près de succomber aux sensations qu'il éprouve, mais désirant d'en éprouver de plus chères à son cœur paternel, Jenner parvient, avec le secours de Miranda, dans un appartement intérieur, où ne sont admis que William et une jeune personne dont les pleurs avaient pour un moment fixé son attention.

Ce fut-là que cette femme estimable, en qui les années n'avaient point encore altéré les agrémens, permit qu'on se livrât aux doux épanchemens du cœur. Ensuite elle se plaignit de n'avoir reçu aucune réponse à plusieurs lettres qu'elle lui avait adressées dans l'Inde, par la voie des consuls et de la Compagnie anglaise.

« Si vous les aviez reçues, cher et respectable Jenner, continua-t-elle, vous auriez épargné des inquiétudes bien vives à votre fils, ainsi qu'à moi. C'est un point que mon récit va développer, si vous êtes assez calme pour me donner quelques momens d'attention. »

» Avant tout, madame, répondit Jenner, veuillez me dire si cette jeune personne dont l'aimable sensibilité m'a surpris et flatté, serait.... »

« C'est Fanny, c'est ma fille, interrompit Miranda; c'est maintenant le seul objet sur lequel puisse se reposer l'affection maternelle.

» Ah! Jenner, que de larmes m'a coûté mon étrange obstination! Mon Alfred.... Vous vous en souvenez, mon Alfred ne reçut pas, comme.

Fanny , le bienfait de la vaccine. L'inoculation
fut préférée , et.... je perdis mon fils!

Ce châtiment m'était bien dû. En déplorant
ma faute , il a fallu me soumettre à son cruel
résultat. Tendresse aveugle! c'est toi qui m'a
perdue. Je voudrais que toutes les mères pus-
sent lire dans ce cœur déchiré : elles y ver-
raient non seulement le repentir d'avoir sacrifié
mon fils à des idées mal conçues, mais aussi
le remord d'une préférence injuste, et que je
tente d'expier.

Mère chérie! s'écria Fanny , en se jetant
dans les bras de Miranda, cessez, oh! cessez,
par grâce, un discours que je n'ai jamais pu
soutenir. Si ce fut une faute (et je ne puis
vouloir en reconnaître dans ma mère), combien vous l'avez réparée!

C'était un devoir , reprit Miranda ; mais,
ma fille , laisse-nous seuls Jenner et moi. Va,
ainsi que William, donner l'ordre de préparer l'appartement que doit occuper notre
ami.

Je dispose ainsi de votre personne, poursui-
vit Miranda, en s'efforçant de sourire, et je
pense n'être pas refusée.

Lorsque les jeunes gens se furent éloignés ,
Miranda voyant briller l'impatience dans les
yeux de Jenner, la satisfit ainsi :

Dès que l'excessive douleur occasionnée pár la perte de mon Alfred, eut fait place à la reflexion, je crus ne pouvoir mieux réparer ma faute qu'en prenant pour votre fils une tendresse peu différente de celle dont l'affreux résultat faisait couler mes larmes. De plus, j'eus la témérité présomptueuse de me croire, en quelque sorte, chargée d'acquiter sur ce point la dette de la nation, envers l'homme qui, en s'exposant, en se privant de l'inéfable bonheur de voir croître et de cultiver le rejeton de ses vertus, faisait un sacrifice au-dessus de l'humanité.

« Je suppléerai, me dis-je, ce père dont le cœur doit être déchiré; William ne sera pas tout-à-fait orphelin. Quel emploi plus heureux puis-je faire des richesses dont mon Alfred n'a pu jouir ?

» Cette résolution, et je peux avouer que c'est à l'acquittement de cette tâche aimable que j'ai été redevable de la force intérieure qui m'a empêché de succomber à mes maux; cette résolution prise, je l'effectuai sans délai. Je me procurai un entretien avec votre ami; je lui proposai de joindre à ses soins toute la sollicitude d'une mère, afin que nous pussions, si le ciel comblant nos vœux, vous rendait à notre patrie, vous présenter en William un

fils digne de vous. Cette offre fut accueillie ;
et dès cet instant je crus avoir retrouvé un
fils, avoir redonné un frère à ma Fanny.

» Ces deux enfans se virent aussi fréquem-
ment que le permirent les exercices de William.
Une sympathie douce les unit bientôt. Je la
vis naître avec joie, mais sans l'encourager
ni la restreindre, persuadée que le cœur ne
se donne, ni ne se refuse au gré des parens.

» L'éducation de William étant à-peu-près
terminée, je vous en fis part, ainsi que du
projet de l'unir un jour à ma fille. Cependant
je voulais que le choix d'un état précédât l'hymen, et ce choix, ce n'était pas à moi qu'il
appartenait de le prescrire.

» Votre silence et le hasard en ont autrement
ordonné.

» Mes deux enfans et moi (je ne sépare
point William de Fanny) nous nous promenions
un matin dans le parc ; notre entretien vous
avait pour objet, lorsque nous en fûmes dé-
tournés par la vue d'un cheval qui, ayant pris
le mors, entraînait une dame, dont les efforts
pour ressaisir la bride devenant inutiles, la
mettaient dans un danger qui nous fit jeter un
cri d'effroi. Le courageux William nous quitte,
s'élance au-devant de l'animal, l'arrête d'une
main ferme, l'accule, et de l'autre bras reçoit

l'amazone que cette saccade violente allait renverser sur le sable.

» Ma fille et moi nous volons à son secours,
nous la ranimons par des sels, et nous nous
disposions à la transporter jusqu'à notre voiture, lorsque sa suite arriva ; ce fut seulement
alors que nous connûmes son rang. C'était la
princesse de G.... On fit avancer une calèche,
nous l'y vîmes placer, et revînmes à la maison,
en nous entretenant de cette aventure, et jouissant du bonheur de n'avoir pas été inutiles à
cette princesse.

» Peu d'heures après, je fus honorée de la
visite du prince, qui ne crut pas au-dessous
de sa dignité de venir remercier mon fils ; ce
fut ainsi qu'il désigna le jeune William.

» Encouragée par l'excessive bonté de cet
auguste prince, j'osai lui déclarer la vérité. Je
vous nommai ; je dis quelles étaient envers
vous mes obligations et mes devoirs, et ne
dissimulai point le projet que j'avais formé.

» Le prince m'écouta sans m'interrompre.
Il semblait se plaire à entendre les détails dans
lesquels il me fallut entrer ; enfin il me dit :

» Le service important que ce jeune homme
vient de rendre à mon épouse, ne restera pas
sans récompense. Je me charge de son établisse-
ment ; et pour ne point contrarier le projet

d'une alliance qui me paraît convenable, je l'attache à mon service, et le gratifie d'une sous-lieutenance dans mes gardes. Son avancement dépendra de sa bonne conduite, et je veux croire que le courage, la prudence et l'humanité ne sont pas ses seules vertus. Qu'il se présente demain à mon lever, il recevra son brevet.

» Et vous, madame, refuserez-vous d'être présentée, ainsi que votre fille, à la princesse ? Elle aura du plaisir à connaître la mère adoptive et l'épouse future de celui à qui elle doit la vie.

» Cette invitation était un ordre. Nous obéîmes. Nous fûmes présentés par le prince même ; nous eumes l'honneur de baiser la main de la princesse, qui me promit d'admettre Fanny au nombre de ses dames, dès que le mariage aurait eu lieu. »

Telle est notre position actuelle, continua Miranda. Je sens, mon estimable ami, quelle valeur attache un philosophe tel que vous aux honneurs déjà reçus, ainsi qu'à ceux promis ; mais s'il faut les rehausser à vos yeux pour qu'ils aient votre consentement, apprenez que cet événement n'a pas nui au triomphe de la vaccine. Le nom du fils a réveillé le souvenir de l'honorable dévouement du père, et votre doctrine s'est étendue parmi nous ; votre retour, vos succès achèveront de lui acquérir la prépondérance qu'elle mérite.

Le cœur du bon et sensible Jenner, fortement ému par ce qu'il venait d'entendre, ne résista point à l'impression du plaisir ; assez grand pour ne point rougir des bienfaits de Miranda, trop véritablement philosophe pour feindre de dédaigner les faveurs accumulées sur son fils, dès que la source en était honorable, il témoigne à Miranda toute sa reconnaissance.

Madame, ajoute-t-il en souriant, je pense qu'il est tems de me présenter dans mon fils le sous-lieutenant des gardes de notre prince, l'époux futur de l'aimable Fanny, et par-dessus tout cela, l'élève de la vertu personnifiée.

Ce cérémonial rempli, ma respectueuse amitié vous laissera faire en repos tout le bien que vous suggérera votre cœur ; et même pour vous servir à votre gré, je vous déclare que le fils de mon malheureux ami, cet orphelin intéressant que je vous ai présenté, va passer de mes bras dans les vôtres. Il ne lui reste que moi sur la terre ; et qu'est-ce qu'un *revenant* de l'autre monde, vieilli avant le tems par la fatigue, poursuivi par le fanatisme, naufragé presqu'au port, dépouillé de tout....

De tout, ai-je dit ? En prononçant ce mot , ma bouche a calomnié mon cœur. Une amie telle que vous, un fils instruit et vertueux, sont des trésors inapréciables.

Ainsi parla Jenner. Ses projets et ceux de Miranda eurent leur effet peu de mois après son retour de Glocester, où il se rendit accompagné de ses amis, tant pour revoir ses dieux Pénates que pour s'assurer de l'état de la vaccine dans cette contrée heureuse d'où était sorti le préservatif maintenant connu , et admis par-tout où il avait résidé.

Sa patrie reconnaissante vo!a pour lui des honneurs et des richesses, qu'il partagea de suite entre son cher William et l'enfant qu'il venait d'adopter.

Là n'ont point été bornées sa réputation et sa gloire. Il a souvent été informé que dans toutes les parties du vaste empire que gouverne un héros inaccessible aux préjugés ainsi qu'aux passions nuisibles, la vaccine est pratiquée ; qu'elle succède à l'inoculation ; et enfin que, dans tous les lycées , dans toutes les institutions d'enseignemens qu'a fondés sa munificence, on n'admet que des sujets à qui le préservatif de la variole, fléau si justement redouté, a été administré.

Ah ! quellle joie il a dû éprouver en apprenant que le rejeton couronné des Césars vient d'être soumis à la vaccination ! Combien alors son ame aimante et sensible a dû jouir de ce triomphe, qui force ses méprisables détracteurs de rentrer pour toujours dans le silence de la nullité !

Oui, Sa Majesté le roi de Rome a été vaccinée en présence de l'Europe entière, et c'est le véritable triomphe de la Vaccine.

F I N.

NOTES.

INTRODUCTION.

Pag. 12 *lig.* 7.

(1) *Rendus à la société.* Ce fait est attesté par les membres des autorités constituées du département de la Meuse. L'haleine des genisses et des vaches a suffi pour guérir radicalement deux personnes violemmentattaquées d'épilepsie.

LIVRE PREMIER.

Pag. 25 *lig.* 12.

(1) *Bedlam*, maison des foux ou des ennemis de la Vaccine.

Pag. 31 *lig.* 13.

(2) *Qualité communicative.* Madame M..... épouse d'un architecte célèbre devint une des victimes de l'inoculation communiquée. Parmi plusieurs enfans qui, tous avaient été nourris par elle, était un fils, l'espoir de sa famille. Son mari, idolâtre de ce fils, voulut qu'il fut inoculé. La maladie prit un caractère grave, alarmant et le malade demandait sans cesse à voir sa mère, qu'une grossesse déjà fort avancée avait retenue à Paris. Rien alors ne put empêcher cette femme estimable de se rendre aux vœux de son fils. Elle accourt, et c'est pour le sentir expirer sur son sein. En recueillant son dernier baisser, elle aspire le venin qui fermente dans ses veines, et se communique à l'être infortuné qu'elle porte en ses flancs. Elle accouche avant terme

d'un enfant mort et variolé. Elle-même est près de descendre dans la tombe, et lors qu'enfin elle sort de cet affreux état, elle est condamnée à gémir sur la perte de deux enfans mâles, et sur celle des agrémens extérieurs dont elle était pourvue. Sa beauté a disparu ; il n'a pas moins fallu que le courage de l'humanité pour arrêter sur elle des regards attentifs.

La personne qui a communiqué cette note à l'auteur, a connu madame M. ... et c'est d'elle-même qu'elle tient cet effrayant récit.

Pag. 32 *lig.* 4.

(3) *Le Gatti de l'Angleterre.* Le docteur de ce nom a été le plus célèbre pour l'inoculation, que l'on ait eu en France. Il devait sa méthode aux anglais ; mais combien il l'avait perfectionnée !

LIVRE DEUXIÈME.

Pag. 35 *lig.* 15.

(1) Le *Firman* est un passe-port délivré au nom du grand seigneur et signé par lui, en vertu duquel le voyageur qui y est nommé peut réclamer aide et secours dans tous les lieux soumis à la puissance de la Porte.

Pag. 40 *lig.* 18.

(2) *L'Iman et son Muezin.* Titres qui équivalent à ceux de recteur d'une paroisse et de vicaire.

Pag. 55 *lig.* 3.

(3) *Robert Sorbon*, fondateur de la Sorbonne.

LIVRE TROISIÈME.

Pag. 63 *lig.* 10.

(1) Capitale de l'Arabie heureuse, ou *Hyemen* ; cette partie de l'Arabie est gouvernée par des Scheicks, ou

princes tributaires de la Porte, dont les ordres sont plus ou moins respectés, sélon le degré de force ou de faiblesse du gouvernement ottoman.

Pag. 64 lig. 17.

(2) *Scheick*, etc. Ce mot est un dérivé de Schah, qui veut dire, seigneur, ou ancien, ou premier. On qualifie ainsi dans plusieurs contrées de l'Inde les chefs de la religion.

Pag. 65 lig. 24.

(3) *Rases, ou Razis.* Ce n'est pas le nom de cet homme célèbre. Il s'appelait *Mehemed - ben - Zekeria.* De plus, c'est par honneur que les Arabes l'ont mis au nombre de leurs plus célèbres médecins. Il naquit à Reï, ville de Perse, et passa en Arabie pour y acquérir les connaissances qui alors distinguaient cette nation. Comme on le désignait par le nom de sa patrie, il adopta cette appellation, qu'il consacra en la mettant en tête de plusieurs de ses ouvrages. Les Orientaux se servent du nom de fils, pour désigner la descendance, même du plus éloigné. Razis est l'Homère de la médecine.

Pag. 66 lig. 18.

(4) Et cet *arbuste*. L'arbre qui produit le café, appelé *Cafier.*

Pag. 67 lig. 3.

(5) *Ma race* Les Arabes déchus de la splendeur qu'avaient repandue sur leur nation les arts et les sciences, qu'ils cultivèrent avec soin, sous l'empire du Califat, ont cependant conservé soigneusement la tradition des hommes célèbres nés ou établis parmi eux. La postérité de cés hommes jouit encore d'un respect d'autant plus sincère qu'il est désintéressé.

Pag. 72 lig. 20.

(6) *Azraïl*, etc. l'ange de la mort.

Pag. 74 lig. 4.

(7) *Robe d'honneur*, etc. Caffetan vagoantique conservé en Orient. C'est un vêtement ordinairement fort riche, doublé de fourrures précieuses.

Pag. 75 lig. 5.

(8) *Houris.* Filles célestes et immortelles qui habitent éternellement le paradis de Mahomet, pour servir d'amusement et de récompense aux musulmans qui auront ici bas suivi les préceptes du Coran.

Pag. 81 lig. 12.

(9) *Le Pont redoutable.* Ce pont appelé *Pouldhera* est étroit, sans appui, il faut le passer pour arriver au paradis ; et tous les ennemis que se sont faits les gens puissans dans ce monde se changent en puces, s'attachent à la robe du défunt, le tourmentent, le font chanceler et l'entraînent dans le fleuve, au fond duquel est l'*enfer*.

Pag. 82 lig. 15.

(10) *Irène.* Beauté célèbre, favorite de Mahomet II, empereur des Turcs, qui ne pouvant se séparer d'elle pour se mettre à la tête de son armée, et furieux des reproches qui lui furent adressés, coupa, en présence de son armée, les liens qui l'attachaient à elle, en lui tranchant la tête.

LIVRE QUATRIÈME.

Pag. 92 lig. 3.

(1) *N'aurait point perdu la vie.* Au Boxtan, contrée de Tartarie, ainsi qu'en Chine, et particulièrement à Pékin,

la petite vérole fait chaque année des ravages immenses. Et comment cela pourrait-il être autrement, puisqu'au lieu de secourir ceux qui en sont attaqués on les fuit, on les laisse se débattre contre le fleau sans même essayer de leur donner aucun secours.

Ce fut par une faveur signalée que l'empereur de la Chine, que, par des motifs de politique, avait attiré à Pékin le grand lama, souverain du Thibet, permit que ses médecins visitassent ce prince. Tous secours furent inutiles. Il expira dans cette terre étrangère, victime du fléau, dont le *Cowpox* est le seul préservatif que l'on connaisse maintenant.

Pag. 95 *lig.* 1.

(2) *Cajavah* ou *Cajawah*. Voiture destinée pour transporter les femmes d'un lieu à un autre. Ce sont de grands paniers garnis en dedans d'étoffes plus ou moins précieuses, et recouverts de rideaux. On attache deux de ces paniers sur chaque chameau. Les femmes y sont placées, ne tirant l'air nécessaire à la respiration que par le haut ou couvercle de ces paniers.

Pag. 98 *lig.* 2.

(3) *Dabul*. Grande ville d'Asie, au royaume de Visapour. Les Anglais y ont un superbe comptoir.

Pag. 99 *lig.* 11.

(4) *Camboie*, ville d'Asie, près du golfe de ce nom.

Pag. 109 *lig.* 21.

(5) *Goëmon*, plante marine que l'on voit flotter à fleur d'eau, et qui indique le voisinage de la terre.

J'achevais à peine d'écrire ces notes, que j'ai appris la nomination de Jenner à l'Institut de France, ce qui est un nouveau triomphe pour la Vaccine.